暖暖的心流

刘尚军 著

心灵就像一条河流，在坎坷中曲折前行

踏进心灵的河流，看见自己真实的模样

温暖你的心流，让你的人生从此大不同

从心理学的视角，给你的心流注入良药

新华出版社

图书在版编目（CIP）数据

暖暖的心流 / 刘尚军著.

北京：新华出版社，2020.10

ISBN 978-7-5166-5384-5

Ⅰ.①暖… Ⅱ.①刘… Ⅲ.①心理保健－通俗读物

Ⅳ.①R161.1-49

中国版本图书馆CIP数据核字(2020)第182144号

暖暖的心流

作　　者： 刘尚军

责任编辑： 董朝合　　　　　　　　　　**封面设计：** 正　尔

出版发行： 新华出版社

地　　址： 北京石景山区京原路8号　　　　**邮　　编：** 100040

网　　址： http://www.xinhuapub.com

经　　销： 新华书店、新华出版社天猫旗舰店、京东旗舰店及各大网店

购书热线： 010-63077122　　　　**中国新闻书店购书热线：** 010-63072012

照　　排： 正尔图文

印　　刷： 北京市通州兴龙印刷厂

成品尺寸： 170mm×240mm

印　　张： 17　　　　　　　　　　　　**字　　数：** 166千字

版　　次： 2020年10月第一版　　　　　　**印　　次：** 2020年10月第一次印刷

书　　号： ISBN 978-7-5166-5384-5

定　　价： 55.00元

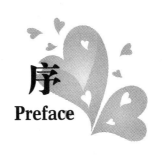

序
Preface

　　幸福是什么？可以列数出很多的答案，有一点可以肯定的是，它是一种内心的感觉，一种暖暖的心流，一种阳光与青草混合的味道，一种谦卑却昂扬的生命姿态。看到《暖暖的心流》一书的文稿，能够先睹为快，并能为该书作序很是欣慰。

　　"幸福"是人们自觉追求的产物。人们的行为就有着共同的动机。追求功利、追求乐趣、追求意义，是人类个体行为的三种动机。当然，复杂的行为，有可能是其中两种或者三种的混合。"追求意义"在行为动机中所占的比重，大体上可以标识出行为的道义意味。艺术创造、科学探索、理论建构，都属于比较高级的人类活动，对个体而言，它们往往三种动机都包含在内。恋爱是很独特的人类行为，恋爱中的人，没有人愿意承认自己是为了功利，或者为了乐趣，"为了意义"似乎也找不到很好的证明或说辞，但不可否认它是人类最美好的行为之一。其实，这三个动机在恋爱中都发挥着作用。

　　从某种意义上说，人们无论是叱咤风云，还是蝇营狗苟，都只因为自己的人生。在很大程度上，我们除了拥有自己的人生以及附着在人生中的思想与情怀，我们什么都不拥有。正所谓"万里长城今犹在，不见当年秦始皇"（清．张英：《观家书一封只缘墙事聊有所寄》）。

人们对于"幸福"的感受需要一些条件，而这些条件是可以由我们共同创造的。

男女两性的划分，是所有文化中一种最为基本的分类。尽管男女两性缺一不可——彼此创造、彼此成全，但我始终认为，女性对社会文明进步的重要性值得特别的强调。为什么呢？首先，占人口一半的女性，她们自身生活幸福的程度很高比例由自己的品性决定。好女人温婉、贤惠、善良、谦和有礼、通情达理，一颦一笑都给人如沐春风之感。作为另一半的男性是女性影响、教育的产物。"女人是一所学校"，它塑造着男人的品格与品味。遇到好女人是一个男人最大的幸运。在汉语中，形容女子美丽的颜容有一个常见的习语，即"闭月羞花之貌，沉鱼落雁之容"。但这究竟是怎样的"貌"、怎样的"容"，仍然是空洞的、模糊不清的。有云："闭月、羞花、沉鱼、落雁"是由精彩故事组成的历史典故："闭月"，是述说貂蝉拜月的故事；"羞花"，谈的是杨贵妃观花时的故事；"沉鱼"，讲的是西施浣纱时的故事；"落雁"，指的就是昭君出塞的故事。其实，就是把她们的容颜当成了"美丽"的化身。关于女性之美，在男人的一生中也是有变化的，但也有始终如一的元素。这类似于在整个人类关于"美"既有共性又有个性。因为有共性，才有"倾国倾城"一说；因为有个性，才会有"情有独钟"的存在。在许多许多的方面，我们在谈论、关注、珍视人的独特性时，不要忘了人与人之间的共性是更为主要的一个方面。

人生是每一个人最重要的作品，每一个人都可以全力以赴地成就的功业。评价一个人的人生好不好，可以有哪些指标？我以为第一个是"顺遂"：一生平平安安，心想事成，梦想成真，充满活力与喜乐；而很少经受严酷的打击与挫折，也很少经历苦难与撕心裂肺的痛楚。尽管"艰难困苦玉汝于成"在历史上多有范例，但我相信几乎没有人希望自己命运多舛、一生坎坷。第二是"真诚"：不必虚情假意、装腔作势，不必煞有介事、道貌岸然；也不必委屈求全、曲意逢迎，更不必仰人鼻息、自轻自贱，可以自适己意、率性而为，可以堂堂正正、大义凛然地言说与行走。第三是丰富：经历的丰富、心灵的丰富、思想的丰富——见识过形形色色的人，经历过各种各样的事，游历过很多的地方，读过很多的书，有丰富的兴趣和爱好，取得了多方面的成就。第四，深刻。对人世间的爱恨情仇、人情世故有许多的洞见，有许多的高峰体验、沉浸体验，能"见常人之未人，发常人之未发"，常常"思接千载，视通万里"。我相信文明国家中，有不小比例的人都可以拥有顺遂、真诚、丰富、深刻的人生。

如何成就我们美好幸福的人生？"天道酬勤"这个成语人们耳熟能详。《易》里讲到"劳谦君子，有终吉。"至《尚书》就有"天道酬勤"的说法。韩愈曾题词"天道酬"勉励后来者。还有一个同样著名的成语"天道酬善"。更有"人道酬善""地道酬善"之说。我相信：一个人勤奋、勤劳，同时还很善良、心中充满善意，他的人生一定会很不错的，特别是在一个还不错的国家和社会。在茫茫人海中，勤且善的人有很多。但有些人，勤却不够善；有些人，善却又不够勤。前者处心积虑、忙忙碌碌，不过是欲壑难填地为私利辛劳；后者欲望、私欲不很强，但空有善念，付出的努力不够。既勤且善方可成就美好人生。

人生，是每一个人自己的。好，是你的；不好，也是你的。一切都取决于你的选择，你的努力求取，你的作为。愿你常常拥有暖暖的心流。

是为序。

肖　川

北京师范大学教授

北京生命教育科普促进会会长

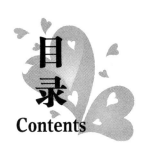

目录
Contents

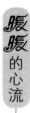

目录

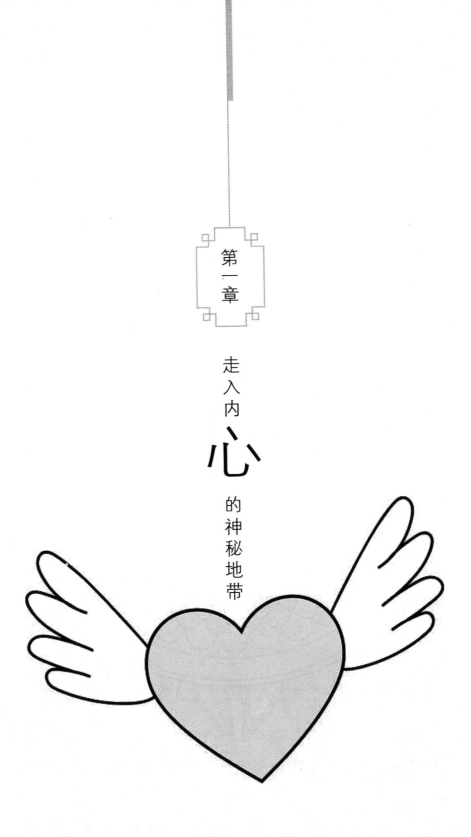

第一章

走入内心的神秘地带

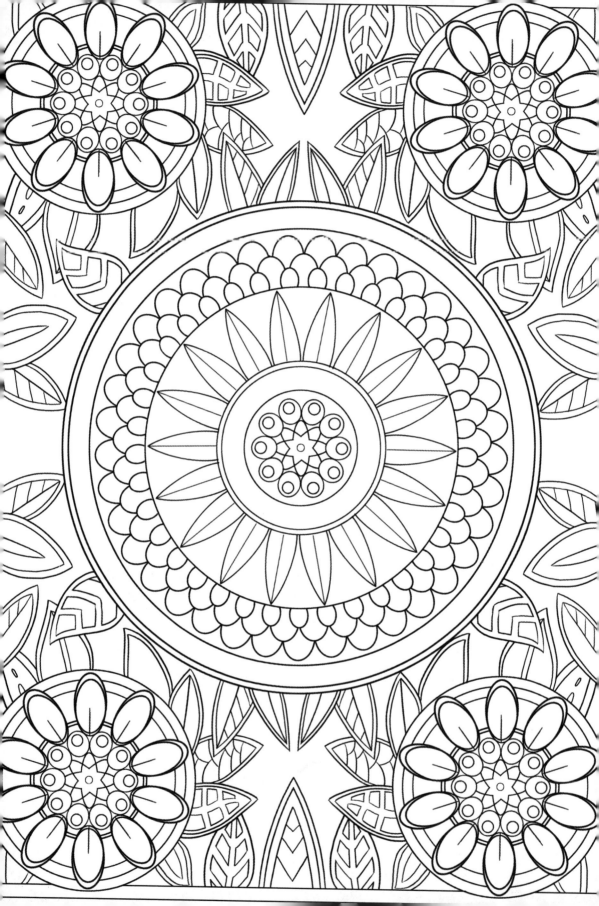

改变心态，做内心有光的人

　　每个人都渴望光明，渴望得到一份温暖，拥有幸福的生活。他们在黑暗中寻找光源，用尽全力去留住能带给自己温暖的人，却没有发现，自己也能成为黑暗中的一束光，照亮前方的路。

　　古人有云："心有光亮，自予光芒。"幸福与否，往往取决于我们对外界事物的看法。我们心中是什么，世界便呈现出什么样的色彩。一个只会抱怨、批评、谩骂的人，绝描绘不出一个和谐、安乐的世界；一个平和、温暖的人，内心的光芒能够驱散黑暗。

　　做自己的光，给自己力量，让自己感受到幸福，这一切都离不开好心态。正如心理学家马斯洛所说："心态若改变，态度就跟着改变；态度改变，习惯就跟着改变；习惯改变；性格就跟着改变；性格改变，人生就跟着改变。"

好心态让我们更有魅力

　　玲珑小巧的鼻子、细长的脖子、修长的四肢……美丽的外表的确会增加一个人的魅力，但魅力值并不仅仅取决于外表。拥有好的心态，能够让我们自然而然地展现出最美丽的一面，让别人感受到我们的能量和活力。事实上，相比精致的"木头美人"，一个充满生命力、自信、自在的人更有魅力。

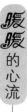

一个炎热的夏天，21岁的女孩安妮和朋友一起出去玩。"安妮，你今天真美！"一见面，朋友就发出如此感叹。"真的吗？"安妮受宠若惊，因为她觉得自己是一个非常普通的女孩。"是啊，你的眼睛真美，发型也特别漂亮。"朋友真诚地称赞道。安妮心想：可能今天的妆容和发型特别适合我。

中午吃饭的时候，安妮和朋友发现不远处坐着一个金发碧眼的男生。"我还是第一次遇见这么帅的男生！"朋友感叹道，"真想约他出去。"安妮笑着说："我来试一试。"平时安妮绝对不会这么做，因为她认为对方肯定会拒绝自己。但是今天，安妮不知道从哪里冒出来的勇气，可能是头上的发饰或精致的妆容带给她的吧。安妮和男生相谈甚欢，互相交换了联系方式，还约好时间一起出去玩，对方还夸她很有魅力。

"安妮，你今天真让人移不开眼！"和男孩分别后，朋友感叹道。安妮心想：这一切都是由于妆容和发型的缘故啊。然而，当安妮去洗手间时，意外地发现自己脱妆了，发型也已经乱了。

吸引别人的不仅仅是美丽的脸庞，还有气质。如果我们拥有好心态，内心充满着阳光，那么我们会散发出一种让人无与伦比的气场，对方会不自觉地被我们吸引。故事中的安妮之所以会吸引朋友和那个男生，是因为她能够展现最真诚、可爱的笑容，能自信地与他人交流。

好心态能够让我们走出困境

有些人将抱怨和指责当作盾牌，以此抵挡生活中的不如意。然而，这些负面能量却在不知不觉中给他们的内心增添了一片阴云，将他们禁锢在过去的失败中，使之无法迈步前行。我们常常能在生活中发现这类人：他们的口头禅是"要是……就好了"，仿佛如果上天能够再给他们一次机会，他们必定能创造出奇迹。这类人将目光放在过去，只顾沉浸在负面情绪中，从未想过解决当下的问题。

只有转变心态，我们才能看到新的希望。坦然面对得失，学会感受生活中的甜，用内心的光驱散现实的黑暗。走在黑暗与光明交错的人生之路上，为自己点上一盏心灵之灯，用宽容、坚定、温暖面对生活中的风雨，走出困境。

好心态能够让生活充满光亮

佛说："物随心转，境由心造，烦恼皆由心生。"有些人住高楼、穿华服，拥有普通人一生渴求的东西，却痛苦、迷茫，犹如身陷地狱；有些人穿粗衣麻布，做最繁重的工作，却安然、快乐。生活是否富足，并不取决于我们拥有多少，而取决于我们感受到多少。转变心态，那么处处都是乐土。

"二战"时，一个军官太太跟随丈夫来到一个位于沙漠中心的陆军基地。丈夫经常外出参加演习，这位太太只能独自待在犹如着火的屋子里。住了一段时间后，她觉得自己要疯了：这个黄沙漫天的地方，自己找不到一个可以交流的伙伴。

她给父母写信诉说委屈，并说自己准备离开这个"鬼地方"。不久后，她收到了父亲的回信，信上只有三句话：有两个人从铁窗向外看，一个人看到了泥泞的黄土，一个人看到了漫天星辰。

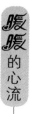

她恍然大悟，决定走近当地百姓，和他们交朋友。不久后，这位抱怨颇多的军官太太惊讶地发现：当地人热情、友好，只是因为自己对当地艺术表现出了兴趣，他们就主动将舍不得卖给观光者的陶器和纺织品送给她。她开始观察当地的风物，感受沙漠黄昏之美，记录下土拨鼠的可爱举动，试着辨认各式各样的仙人掌。

几个月后，她已经完全打消了离开此地的想法，她更加贴近这片土地，感受它的美。她从自己建造的牢房的窗口往外看，看到了沙漠中的满天繁星。

改变心态，做个内心有光的人。虽然我们有时候身不由己，无法在短时间内改变自己的境遇，但我们能够改变自己对待世界的态度。观心自在，欢喜随缘。一颗柔软的、充满光亮的心，一定能冲破黑暗，带领我们找到希望。

运用 PMA 黄金定律改变人生

人与人之间，最大的差距不是智商和情商，而是心态。拥有积极心态的人善于展现自己的优点，会尽自己最大的能力追求卓越，实现人生的价值；拥有消极心态的人终生生活在绝望的谷底，不知道如何改变现状。那么，我们如何使自己拥有积极的心态？

美国成功学大师拿破仑·希尔宣称："每个人都随身佩戴着一块隐形的护身符。它既能够让人们得到快乐、健康、财富，又能在瞬间夺走这些东西。"这是什么意思呢？其实，他所说的"护身符"就是心态。

拿破仑·希尔认为，护身符的一面刻着 PMA（积极的心态），它可以让人具有无穷的力量和勇气，促使人变得更好；护身符的另一面刻着 NMA（消极的心态），它会让人陷入沮丧、悲观的泥沼中，难以自拔。即便获得成功，它也会将人从巅峰拉下来。

拿破仑·希尔提出 PMA 黄金定律：无论你处于如何恶劣的环境中，只要你带着积极的心态工作、学习、生活，那么总有一天能够获得成功；无论你拥有如何得天独厚的条件，只要你拥有消极的心态，那么你会品尝到失败的苦涩。

长时间和政客、商人交往的拿破仑·希尔发现，成功人士都拥有积极的心态。他认为，有些人天生懂得运用积极的心态，有些人必须通过学习才懂得用乐观的精神面对困难。那么，如何培养 PMA 呢？拿破仑·希尔提出了以下几点建议。

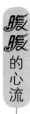

言行举止像自己希望成为的人

很多人认为培养积极的心态很困难——"心态又不是自己能控制的"。既然根深蒂固的观点不容易动摇，那么请试着改变自己的行为吧！请想一想自己希望成为哪种人，然后使自己的言行举止符合"想象中的自己"。改变行为后，心态也会或多或少地发生变化。

学会积极地看待自己

想要丰收，我们就要给土地施肥、浇水，小心翼翼地照看田地里的庄稼。若是放任自流，那么田地里很快就会长满野草。成长也是如此，我们不能忘记给自己浇水、施肥——积极地看待自己，适时地鼓励自己，让自己有继续前行的勇气。

用积极的心态感染身边的人

怀着积极的心态去做事情，我们会渐渐地感受到一种满足感和成就感，身边的人也会被我们吸引。相比沮丧、消沉的人，人们更喜欢和上进、阳光的人交往。我们可以试着感染身边的人，和他们建立一种和谐、健康的关系，帮助他们获得积极的心态。

让身边的人都感受到自己的重要性

心理学家威廉·詹姆士说："人类最深远的驱动力是感觉到自己的重要性，最殷切的需求是得到他人的肯定。"每个人都希望能得到他人的认同，感到自己是被尊重的、重视的。如果我们能够满足对方的这一需求，那么对方就会对自己、对我们抱有积极的态度。

克里斯是个非常内向的孩子，平时在班级里很不起眼。一天，美术老师和克里斯聊天，询问他喜不喜欢自己的课。听到这个问题后，克里斯的眼圈突然红了，看上去非常激动。

"你不喜欢我的课吗？"老师问。"我很喜欢您的课。"克里斯停顿了几秒又说，"谢谢您问我这个问题。"随后，克里斯离开了教室，临走时给老师鞠了一个躬。老师愣住了，没想到自己随口一句话会给学生带来如此大的影响。

你如何对待别人，别人就如何对待你。人与人之间的关系都是相互的，当你尊重别人，使其感到自己的重要性后，对方也会尊重你，积极地对待你。

常怀感激之心

拥有消极心态的人往往看不见生活的美好，他们抱怨老师、同学、朋友、老板，似乎所有人都对他满怀恶意。这样的人又怎么能获得他人的支持，创造成功和快乐呢？因此，我们要常怀感激之心，珍惜身边所拥有的，发现生活中的美好。

学会真诚地称赞别人

丘吉尔曾说："你想要让别人具备怎样的美德，就要怎样夸赞他。"真诚的赞美拥有一种不可思议的力量，能够激发对方的潜力和能量。用赞美代替批评和抱怨，你会发现，不仅生活的气氛变得和谐，让你不满意的人也会主动做出改变。

对别人报以微笑

在人际交往的过程中，微笑是一把万能钥匙，能够让我们打开友谊之门。面对一个陌生人时，一个真诚的微笑就能够化解所有的尴尬；对于焦虑不安的朋友，一个微笑就能增强对方的信心。同时，微笑也能感染自己，让我们发现更多的光亮。

寻找新的观念

创意不会突然出现在我们的脑海中，它也绝不是天才的专属。一个思想开放、善于创新的人，不会坐在家中等创意从天空中掉下来，而是会到处寻找好主意。而他一旦寻找到，会认真地分析这个主意的优点和缺点，再决定是否将其变成现实。

不要把精力放在小事上

在实现目标的过程中，最让人忽视的陷阱是那些鸡毛蒜皮的事情。因为我们常常会为这些事情而偏离航向，陷入盲目忙碌的陷阱中。我们时时刻刻都要记住自己的目标，避免为小事而费时间和精力。

学会奉献

如果我们做事情的初衷是唯利己，那我们注定走不长远。学会奉献和服务别人，尽力帮助别人，我们的天地才会更加宽阔。同时，我们也会收获更多善意和支持，毕竟，谁会不喜欢一个全心全意帮助自己的人呢？俗话说得好："赠人玫瑰，手有余香"。

不要对自己说"不可能"

当我们说出"不可能"的时候，就意味着我们选择放弃。如果我们习惯说"不可能"，那么消极的心态就会占据上风，给我们带来负面影响。因此，在做决定的时候，请暂时遗忘"不可能"，尽最大的努力去解决问题，将不可能变为可能。

培养乐观的精神

悲观的人只会为过往的错误哀叹，而乐观的人则会冲破禁锢，成为自由自在的雄鹰。当我们沮丧难过的时候，可以听一听鼓舞人心的音乐，或者做一些有益身心的娱乐活动，如看介绍自然美景的纪录片。

给自己积极的暗示

人类是唯一接受心理暗示的动物。我们可以用一些词语或句子激励自己，使自己保持积极的心态。比如，"相信我能做到。""我确信这个想法能够变成现实。""只要开始做，那么我就离目标更进一步。""我觉得自己的状态很好。"

第一章　走入内心的神秘地带

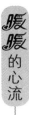

每个人都是自己的"皮格马利翁"

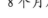

　　心理学中有一个有趣的名词：皮格马利翁效应。它来源于古希腊神话，强调了自我期待给人带来的影响。有人说："每个人都能成为自己的'皮格马利翁'。"那么，皮格马利翁效应到底是什么？它又是如何影响我们生活的呢？

　　古希腊神话中有一个擅长雕刻的国王，名为皮格马利翁。他用毕生的心血雕刻了一尊少女雕像。这尊雕像超凡脱俗，栩栩如生。国王爱上了自己的作品，相思成疾。后来，国王带着祭品到维纳斯的神殿求助，请求女神赐予雕像生命。维纳斯被他的真情所打动，让雕像活了过来。皮格马利翁如愿以偿，有情人终成眷属。

　　在现实中，我们不会遇到"雕像活过来"的奇迹，但美国心理学家罗森塔尔用一个实验告诉我们：期待能够带来奇迹，每个人都可能成为"皮格马利翁"。

　　20世纪60年代，罗森塔尔在某个小学做了这样一个实验：先对学校所有的学生做了一次名为"预测未来发展"的测验，实际上是智力测验。接下来，他在每个班级中随机选择一部分学生，告诉班主任："这些孩子拥有特殊的才能，应该能够得到很好的发展。"

　　8个月后，罗森塔尔回到该学校，又进行了一次智力测验，惊讶地发现那些被选中的孩子比其他孩子在智商上有了明显的提高。此外，这些孩子在学校中比其他人更加活跃、求知欲更强。

由此可见，教师的期待会对学生产生潜移默化的影响，使学生产生一种完善自我的动力。罗森塔尔将这种心理现象称为"皮格马利翁效应"。期待是一种强大的力量，不仅仅有老师、父母的期待，还有自我期待。存在主义哲学家萨特曾说："你想成为什么，你就会成为什么。"自我期待能够激发我们向上的动力，让我们成为更好的人。那么，我们如何利用皮格马利翁效应找到自我，进行自我完善呢？

对自己有正面的、积极的期待

很多人习惯随波逐流，习惯按照父母、朋友、恋人的意愿生活，习惯戴上各式各样的面具。他们也对未来有所期待，但这种期待往往源自"家人希望你选择这个""这样做才会更受欢迎""大多数人都这样做"，而不是来源自己的内心。如果这期待不是我们真正想要的，那么无论我们多么努力，都是南辕北辙，毫无用处。

因此，我们应该倾听自己内心的声音，发现内心最真实的渴望，找到自己的自我和本真，描绘出自己最想成为的样子——一个正面的、积极的期待。当然，这个期待应该是合理的。如果目标过高，我们可以将其分解成几个阶段，最近的目标应该是"跳一跳就能够着"的。这样一来，我们就能向着自己想要去的地方勇往直前。

对自己有明确的自我认知

找到自我期待后，我们要理智地分析自己现在的状态，弄清楚自己

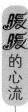

与期待目标之间的距离，想一想为了实现期待目标，自己应该做出哪些努力。比如，你的期待目标是成为一个甜点师，那你首先要弄清楚自己现有的烹饪水平，如自己擅长做哪一道甜点，最不擅长做什么，在制作甜点时最常遇到的问题是什么，亟待解决的问题是什么。弄清楚这些问题后，你要制定计划，如是否要参加烹饪课程，自己在烹饪课程上能学到什么，自己每天能够花多少时间在提升厨艺上等。

想要改善自我，我们就不能只停留在提出期望目标上，而应该仔细地审视自己，找到自己的优点和缺点，理清思路，弄清楚自己需要沿着什么方向努力。这样一来，就算我们在努力的过程中遇到困难，也能做到心中有数，而不是被挫折击退。

做出积极的行动

任何一件事情，如果只停留在想象或者计划上，那都不会成功。没有行动的支撑，所有的理想都会变成幻想。因此，我们需要做出积极的行动，让自己离期待目标更近。那么，什么是积极的行动呢？需要满足以下三个特征。

第一个特征是持续。既然已经决定改变自己，就不要"三天打鱼两天晒网"，而应该持之以恒地做下去。事实上，暂停后重新开始的时间成本比一直坚持的时间成本高得多。

第二个特征是微小。每个人都有惰性，看到自己树立的远大的目标时，有时候会感到肩上有一股压力，进而产生放弃的想法。为了避免这种情况，我们可以选择每天做一点点。比如，你想要练字，但又无法长时间集中注意力。为解决这个问题，你可以每天练习 15 分钟，然后慢慢地延长练习时间。这些小事做起来不难，但效果显著。如果能长时间坚持，就会出现意想不到的改变。

第三个特征是反馈。当我们取得进步时，一定要及时地给予自己正向反馈。我们可以将这些改变记录在备忘录、微信朋友圈中，也可以和好友分享。即便只有一点点进步，也值得骄傲，因为这意味着我们离期望目标更近了。

进行积极的复盘

实现期待目标后，我们还要进行积极的复盘，因为这样有利于我们对自我做出更加正确的认知，进行进一步的自我完善，从而形成一个良性循环。具体来说，复盘可分为以下几步。

第一步是回顾期待。我们需要想一想自己设定了什么期待目标，以及为什么要提出这样期待；第二步是评估结果。在完善自我的过程中，我们遇到了哪些问题，又是如何解决这些问题的。在解决问题的过程中，我们运用了哪些优势，展现了哪些短板。第三步是分析原因。我们需要客观地分析自己成功或失败的原因，从中吸取经验教训。需要注意的是，在分析成功的原因时，应多找一找客观原因；分析失败原因时，可想一想主管的原因；第四步是总结经验。总结出成功的经验，会让我们更加了解自己的优势，有利于进行自我完善。

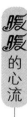
冰山下的神秘力量：潜意识

经典精神分析创立者弗洛伊德认为，观念或心理过程并不一定会被人意识到，它们如同受过训练的潜伏人员，小心翼翼地藏在人们的大脑中，从不显露自己的行踪，却在不知不觉中影响人们的行为和日常生活。

弗洛伊德曾做过这样一个梦：在一个大厅中，弗洛伊德正在接待病人，一个女人走了过来——她曾是弗洛伊德的病人，名叫爱玛。弗洛伊德走到爱玛面前，气愤地问她为什么不接受自己提出的治疗方案，并强调如果爱玛仍然感到痛苦，那都是她自己的过错。爱玛看上去非常不舒服，她向弗洛伊德求助道："我现在喉咙、胃、腹部都特别疼，几乎喘不过气来。"弗洛伊德看着苍白、浮肿的爱玛说："也许你患上了某种器质性疾病。"随后，他找来一位名医给爱玛看病。对方告诉弗洛伊德："她的确患上了一种传染病，但请不要担心，只要拉肚子，病毒就会被排出体外。"

这位伟大心理学家如此解释这个梦：在现实中，爱玛患上了某种心理疾病，他却没有将她治愈。他非常内疚，内心想要转移自己的过失。于是，他在梦境中实现了这个愿望：爱玛的疼痛是由器质性疾病引起的，并不是自己的治疗方法有问题。弗洛伊德指出，自己并没有意识到这个愿望，但它却在梦境中显现出来了。

弗洛伊德将这种被压抑的、很难被意识到的观念或心理过程称为"潜意识"。他强调,潜意识深刻地影响人的行为和心理,在某种程度上支配人的一生。

弗洛伊德的冰山理论

潜意识到底是什么?能给人们带来哪些影响?我们先来看一看弗洛伊德提出的冰山理论。

弗洛伊德认为,人的心理结构可分为三个部分:本我、自我和超我。本我是人们最原始的、本能的欲望,如饥饿、性欲等。本我具有很强的原始冲动力量,不受社会规则或外界条件的约束。本我遵循快乐的原则;自我是人格结构的中间层次,是人格中带有理性和自我控制的部分,会控制本我的冲动,并通过合理的方式满足本我的欲望。比如,人们在饥饿时会用自己的钱购买食品,而不是抢夺他人的食品。自我遵循现实的原则;超我是人格结构中最高层次,是一种理想的、道德化的我,由道德判断、价值观组成。超我遵循道德原则。

基于此,他提出了冰山理论:人格如同一座漂浮于水面上的巨大的冰山,露出来的只是一小部分,即意识;绝大部分隐藏于海面之下,即无意识。无意识虽然难以被人所察觉,但在某种程度上支配着人们的行为和心理。

进一步的研究后,他将无意识划分成两部分:前意识和潜意识。前意识能够进入个体的意识中,比如虽然我们遗忘了某些事件,但通过言语提醒能够回想起来;潜意识是指被压抑的、几乎无法进入意识中的经验。

弗洛伊德认为,前意识是看守意识大门的卫士,它严格防范潜意识中的本能欲望闯进意识中。但狡猾的潜意识总能在前意识松懈的片刻,巧妙地渗透进意识中,并通过某种方式影响人的心理发展和行为习惯。

潜意识对人格发展具有重要的影响

潜意识中既有本能欲望，也有我们在成长过程中遇到的创伤性事件。而在个体人格发展的过程中，那些被压抑的、让我们感到痛苦的记忆会产生重要的影响。比如，有研究显示，童年目睹父亲或母亲家暴的人，长大后也倾向于用极端的手段解决问题，甚至也会对亲密的人进行家庭暴力。有些人看似遗忘了那段不幸的记忆，实际上将其保存在潜意识中，并在不知不觉中成长为和父亲或者母亲一样暴躁、冷漠的人。

潜意识会在不知不觉中影响人们的生活，但这并不意味着它是个"捣蛋鬼"。它也能带来积极的影响，如有些人能够在极端情况下调动自己的潜能；有些人对自己进行积极的暗示，将消极的经历转变成动力，不断地完善自我。

潜意识直接或间接影响人的行为

弗洛伊德认为，虽然潜意识在大多数时间都潜伏在冰山底层，但在一定因素的刺激下，潜意识也会被唤醒，渗透进意识中，直接或者间接的影响人的行为。比如，一个人平时文质彬彬，很少与人发生矛盾。然而，在某个特定的情景中，他内心好斗的本能被唤醒，促使他做出攻击行为。

小翠工作十年，却没有太多积蓄，而且每份工作的薪水都比上一份工作低。为了摆脱这个困境，小翠决定向心理医生求助。她向咨询师详细叙述了自己的情况：毕业于名牌大学，工作能力和学习能力都不差，但不知道是什么原因。每次上司想要给她加薪的时候，她都会选择辞职，而且辞职后会四处玩乐，等存款都花光后再上班。

"我想要自由自在地生活，不想被束缚。"小翠对心理医生说，

"但是，我又不想再过穷日子了。"经过催眠和沙盘治疗，心理医师发现小翠的症结所在：小翠家境贫寒，父母没有太多文化，只能靠做些力气活维持生计。每次小翠问父母要学杂费的时候，父母都显得很窘迫。这时，母亲就会指责父亲"没本事"，父亲又会骂回去。二人经常为钱而争吵。

"我不想他们吵架。"小翠对心理医生说，"我一直都想告诉他们：穷日子也能过得很开心！"心理医生问："你现在还是这个想法吗？""是啊……"小翠停顿了片刻，恍然大悟道，"您是说我之所以频繁地换工作、拼命花钱，都是为了告诉父母这一点？"心理医生没有说话，但小翠已经得到了答案。

潜意识中可能隐藏了各式各样的需要，如被尊重的需要、被爱的需要等。当我们选择工作、朋友、伴侣时，潜意识会不断地提醒我们：这些需要还没有被满足。我们为了完成自己没有完成的使命，会做出相应的行为或选择。从某种程度上来说，潜意识会给我们的命运带来影响。

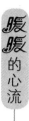

萨提亚冰山理论：发现自我

　　美国心理学家萨提亚提出了一个冰山理论，不过这座"冰山"没有探讨意识、前意识和潜意识的关系，而是将带领人们寻找最真实的自我。萨提亚认为，每个人都有一套冰山系统，冰山深处蕴藏无限的生命力和能量。

　　世界上没有相同的两片树叶，也没有相同的两个人。即便是同卵双胞胎，在同一个环境下长大，也会做出不同的选择，成就不一样的人生。面对同一件事情，即便人们脸上流露出相同的表情，内心的想法也会各有不同。

　　在偌大的世界上，我们常常有种孤独感，因为我们不仅难以找到灵魂契合的朋友，有时候甚至都无法看清自己。猜测复杂的人心，几乎成为世界上最难的谜题。然而，美国心理学家维琴尼亚·萨提亚却指出：虽然人心难测，但我们能够通过某些方法读懂他人，找到最真实的自我。

　　萨提亚所提出的方法是冰山理论。它与弗洛伊德的冰山理论有较大的不同，在萨提亚看来，一个人的自我就像一座漂浮在水面上的巨大冰山，人们常常只能看到露在水面的一部分——行为，水面之下还有应对方式、感受、观点等被忽视的内在。如果我们能够揭开冰山的秘密，走进更深层次的自我，那么我们就得到更多的能量和生命力，能更好地和他人沟通。

冰山理论的六个层次

萨提亚将内在的自我分为六个层次，由浅至深分别是：行为、感受、观点、期待、渴望、自我。

行为是冰山理论中露在水面上的部分，是我们直接能看到、听到、触摸到的内容，也是最直接引起我们情绪的内容。如果我们对自己的应对行为感到满意，那么我们会尝试积极的情绪；反之，就会产生消极情绪，甚至通过遗忘、否定来避免面对这些行为。比如，我们下决心减肥，却忍不住吃了一顿高热量食品。当别人关心我们的减肥效果时，我们可能会隐瞒这件事情。

感受是一种情感体验，有些感受很微弱，有些却很强烈，后者会给我们的行为带来影响。比如，我们看到一朵美丽的花，可能会出现片刻的喜悦；当我们看到心爱的恋人时，可能会感觉到一种巨大的幸福感。值得注意的是，并不是所有的感受都会被人接纳。不被接纳的感受，如嫉妒、仇恨、愤怒等，或许会被压抑、遗忘、隐藏。

观点是我们对某件事情或某个人的态度和认知，是我们根据过去的经验、结合现有的经验而产生的想法。观点和感受是一对好兄弟。一般来说，当我们产生某种感受时，脑海中随之出现某种观点。比如，看到一朵美丽的花时，我们不仅会产生积极的感受，还会生出一个念头："这朵花真好看！"有些观点一闪即逝，如我们对花的评价；有些观点却根深蒂固，甚至指导我们的生活，如"甜豆腐脑比咸豆腐脑好吃""北方人普遍比南方人高"等。

期待是我们对某件事情或对某个人的憧憬。具体来说，就是我们希望发生什么，想要得到什么，想要别人为我们做什么。比如，"我希望自己能够考上重点大学。""我希望今晚能吃到美味的晚餐。""我想要中大奖。"并不是每份期待都能变成现实，而对某些人来说，那些意义深刻又无法实

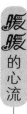

现的期待渐渐变成了心结。比如，有些人从小就期待能够得到母亲的关怀，但母亲却是个冷漠、自私的人。长大后，这种不被满足的期待变成了一种内驱力，促使他们做出某些行为，如找年龄较大、能照顾自己的人做女友，以实现自己童年的期待。

渴望是人类的基本需求，是人在成长过程中的心理营养。萨提亚认为，人类普通的心理需要有：爱、自由、尊重、价值、关注与接纳。人类有两种方式满足自己的渴望，一种是从亲密的人身上获得，如家人、恋人、朋友等；另一种是自我满足，如自己爱自己，自己尊重自己，自己接纳自己等。第二类人大多拥有健全的心理机制，能释放强大的心理能量。

自我是冰山理论中最深层次的内容，也是自我的核心，决定"我是谁"。自我拥有强大的生命力和能量，一个能发现、接纳自我的人，往往能够找到最适合自己的道路，维持内心的和谐和稳定。而一个无法发现自己最真实面貌的人，常常会给自己做出负面评价，也不懂得如何与他人相处。

如何运用萨提亚冰山理论

如何将萨提亚的冰山理论运用到生活中呢？我们需要"看到"——看到自己行为背后的渴望、期待等，察觉那些隐藏在事件背后的内驱力，找到真实的自我；学会分析对方行为背后的动机，走进对方的内心世界，让对方感觉到自己是被尊重、信任的，进而建立一种和谐、友好的沟通模式。

张羽经常向好友抱怨自己和女儿关系不佳。"前不久，女儿兴冲冲地跑回家，说自己这次考了第一名。"张羽对好友说，"我很开心，便说：'想要什么奖励？妈妈下次带你出去玩。'女儿却说我敷衍她，闷闷不乐地回房间了。你说，这孩子怎么这么奇怪呢？"

"孩子之所以生气，是因为你不了解她内心真正的想法。"好友说，"她的真实想法是：优异的成绩体现了我的能力，我非常开心。我想和妈妈分享这件事情，相信妈妈也一定会开心的。我渴望得到妈妈的认可和尊重。我想要继续进步，更好地完善自我。"

张羽疑惑地问："我能想到这些，但我的回答有什么问题吗？"这时，好友的孩子拿着作业走过来，大声说："妈妈，我的作业又得了满分！"好友摸了摸孩子的头，说："你真棒，我为你感到开心，也为你能第一时间和我分享这个好消息而感到欣慰。妈妈相信你一定会越来越好的！"孩子听完满意地笑了。

我们可以运用萨莉亚的冰山理论更多地了解亲人、朋友、恋人、客户的心理和需求，与他们进行情感连接，让人际关系更加和谐。同时，我们可以运用冰山理论了解自己，找到自己真正想要的前进的方向，让自己更好地面对人生道路中的风雨。

给自己积极的心理暗示

心理暗示具有强大力量，能够引起我们兴趣、情绪、心境等方面的变化。给自己积极的心理暗示，能够增强我们的自信心，激发我们的勇气和力量，帮助我们摆脱焦虑、沮丧的泥沼，追求属于我们的幸福。

你听过"望梅止渴"的故事吗？东汉末年，曹操领兵讨伐张绣。正值炎炎夏日，一路上又没有人烟，士兵口干舌燥，嘴唇都干裂了。为了鼓舞士气，曹操站在一个山冈上，大声地对士兵们说："前方有一片梅林，结满了又酸又甜的梅子。大家再坚持一下，就能吃梅子解渴了！"士兵们一听，顿时振作起来，仿佛真的看到了梅林。就这样，曹操带领军队成功地走出了荒凉之地，找到了水源。

士兵们没有看到梅林，却不自觉地分泌唾液，行军速度也加快了，这是由于曹操对他们进行了暗示的缘故。暗示是指个人或环境以一种自然的方式向个体传递信号，个体不仅接收了信号，还将其当作真实的信息，并据此做出反应。也就是说，暗示或许是一种没有根据的假想，但接收暗示的个体却对它的真实性深信不疑。

心理暗示可分为消极暗示和积极暗示。消极暗示会让人产生沮丧、焦虑、恐惧等不良情绪，影响个体的正常生活；积极暗示能够激发人的潜能，对人的情绪和生理状态都产生积极的影响。

心理暗示会影响个体的生理健康

消极的心理暗示会给人们的生理健康带来负面影响。比如，如果我们经常说自己"头很痛"，那么总有一天我们会感受头疼的痛苦。但当我们去医院检查的时候，医生又会告诉我们："你的身体很健康。"

法国心理学家爱弥儿•柯尔曾讲过这样一个故事：

一个聚会上，客人们正在享受美食，厨师急匆匆地闯进来，大声地说："我犯了一个致命的错误，我把一种致命的毒药当作调料倒进了菜肴！"厨师话音刚落，人群便沸腾起来。客人们纷纷说："我刚刚吃了很多！""快点叫医生！"厨师一边答应着，一边跑了出去。

没过多久，客人们就开始出现症状，如肚子疼，恶心、呕吐。声称自己吃得最多的那位客人，竟然疼得满地打滚。大家都不知道怎么办才好，似乎只能绝望地等待死亡的来临。这时，厨师又跑了进来，兴奋地说："我并没有犯致命的错误，刚刚是我弄错了！"

"那真是太好了！"厨师刚说完，就有人直起腰来，接话道，"我的肚子突然不疼了。""我也是。""我也好了。"如同出现了奇迹，客人们瞬间痊愈了，恶心、呕吐等症状全部消失，就像什么事情都没发生过。

积极的心理暗示有利于生理健康。美国哈佛大学的心理学家曾撰文指出，积极的心理暗示有助于减肥。他们对 84 名酒店服务员和清洁工研究后发现，相比其他的被调查人员，那些认为从事体力劳动能够减肥、降低血压的人的减肥效果更加显著。

积极的心理暗示有助于消除负面情绪

当我们遇到一件不如意的事情时，内心就会产生负面情绪，但沮丧、焦虑、恐惧等情绪又会影响我们的行为，让一切变得更糟。那么，我们如何才能走出这种恶性循环呢？

认知心理学家认为，影响人情绪的直接因素不是事件本身，而是人们对该事件的判断。当一件事情出现在我们生活中时，大脑的边缘系统会迅速地判断出这件事情对我们的重要性，然后给此事定性，如果这是一件"坏事"，那么大脑会做出"远离它"的决定，并产生相应的负面情绪。如果我们能够给自己积极的心理暗示，让大脑接收到一种正面的、积极的指令，那负面情绪就能得到缓解。

尝试给自己积极的心理暗示

心理暗示就像一粒种子，积极的心理暗示能够长出遮蔽风雨的参天大树，让我们变得越来越强大。那么，我们需要做些什么呢？

我们可以用积极的语言给自己心理暗示。比如，考试之前对自己说："我已经做了充分的准备，所以一定能够考出好成绩。""研究发现，只要保持良好的心态，那么就能正常或者超常发挥。我一定能考好的，别紧张。"用这些充满能量的话增强自己的信心，消除紧张、焦虑等负面情绪。

我们可以在日记中肯定自己。每个人都希望得到认同，但并不是每天都能听到称赞的话语。虽然别人没有时间关注我们，但我们可以为自己鼓劲，让自己找到继续前行的勇气和力量。我们可以在日记中做总结，写出自己的成功之处，并给予自己奖励。我们需要告诉自己，即使只有一点进步，也值得自豪。

我们可以创作一个理想的自我。古语有云："当局者迷，旁观者清。"

很多人能看清朋友、亲人所存在的问题，并给出指导意见，却看不懂自己的问题，甚至一直陷在负面情绪的泥沼中。为解决这个问题，我们可以给自己创造一个"上帝视角"——创造一个理想的"我"。试想一下，更睿智、勇敢、果断的"我"会如此处理这些问题？换个角度，我们会找到更多解决问题的方法，也会更加乐观、积极。

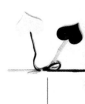

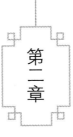

第二章

原生家庭决定心理成长

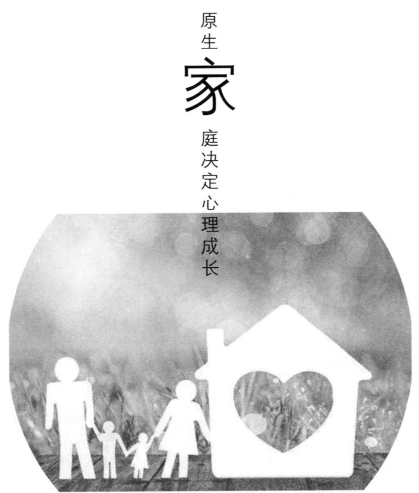

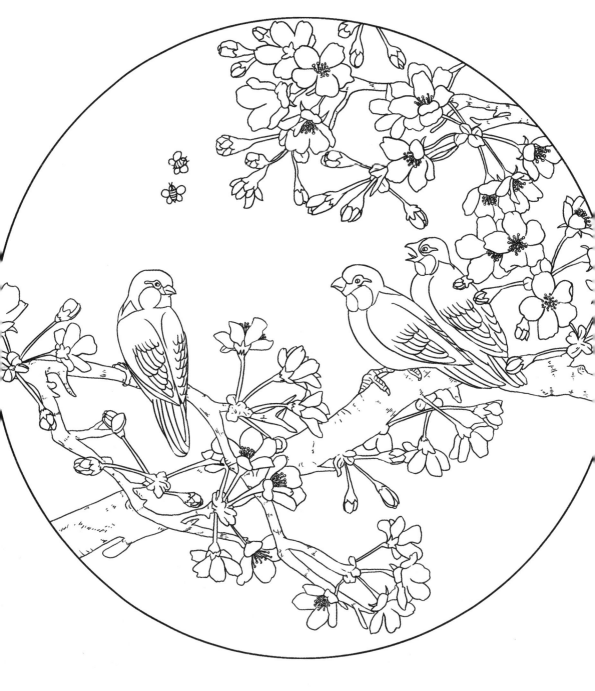

慈母手中线，游子身上衣。
临行密密缝，意恐迟迟归。
谁言寸草心，报得三春晖。

原生家庭对我们带来的影响

美国心理学家萨提亚认为，一个人的心理发展与其原生家庭有千丝万缕的关系，这种影响可能伴随个体一生。那么，什么是原生家庭？它是如何影响我们的生活的？我们如何治愈原生家庭的创伤呢？

大多数人的一生中会有两个家。第一个家是我们从小成长的家，家中有父母、兄弟姐妹；第二个家是我们自己组建的家庭，家中有伴侣、孩子、宠物等。美国心理学家维琴尼亚·萨提亚将第一个家称为"原生家庭"，并指出原生家庭对个人的成长起着至关重要的作用，会对个体产生深远的影响，而这种影响可能会持续一生。

原生家庭对我们有着深远的影响

奥地利精神病学家阿尔弗雷德·阿德勒说："幸福的人用童年治愈一生，不幸的人用一生治愈童年。"一个幸福的家庭，往往能培养出自信、乐观、善良的孩子；而从一个不幸的家庭中走出来的孩子，往往会在人际关系上出现问题。需要注意的是，此处的"幸福"，并不是物质的充裕，而是精神上的充实。

比如，父母关心孩子，给孩子足够的安全感，并教会孩子向他人表达自己的善意，让孩子学会互相分享、帮助。即使这个家庭很贫穷，孩子也是幸福的；相反，父母经常打骂孩子，告诉孩子不能让别人占便宜，让孩子将其他的小朋友当作敌人。即便这个家庭非常富有，孩子也会出现各种各样的问题。

张爱玲出身名门，双亲很有才华，但她的童年却很不幸。4岁时，张爱玲的母亲和父亲离婚，远走英国。父亲娶了后母，后母对她非打即骂，父亲却不闻不问。

有一次，后母狠狠地打了年幼的张爱玲一巴掌，张爱玲伸手去挡，却被后母诬陷："这个家伙竟然打我！"父亲听见了，下楼不分青红皂白将张爱玲狠狠地教育了一顿。后来，张爱玲的弟弟回忆道："如果不是老佣人阻止，姐姐很可能会被父亲打死。"父亲停手后，悲愤交加的张爱玲闹着要离开家，没想到父亲却下令紧锁大门，并将张爱玲软禁在一间空房间里，要她好好反省。

不久后，老佣人发现张爱玲患上了痢疾，其父却不请人给她看病。老佣人心中不忍，便趁后母不在家时求情，说如果张爱玲出了事，别人会说闲话。张爱玲的父亲这才同意给女儿治病，而且要等妻子不在家时，他才会给女儿注射抗生素。

从张爱玲的文字中，我们能感知到她对自己的父亲、母亲失望透顶。张爱玲有惊世之才，很早就在文坛上崭露头角，收获了一大批读者。她早早地离开了家，切断了和家人的联系。但她从未真正地治愈原生家庭给自己带来的创伤。

她没有感受过爱，自然也不懂得如何付出爱。炎樱是她最重要的朋友之一，曾多次出现在她的文章中，还是她与胡兰成婚礼的见证人。张爱玲定居美国后，炎樱曾多次给张爱玲写信，张爱玲却不予理睬。弟弟张子静曾因生活窘迫而向张爱玲求助，也从未收到姐姐的回音。

张爱玲恨父亲，却爱上了和父亲相似度极高的胡兰成。她想要在伴侣身上找到缺失的父爱，最终却失败了。童年的不幸使她敏感、缺乏安全感，所以她一直过着离群索居的生活。临死前，她穿戴整齐，将一条薄被盖在身上。7天后，人们才发现她的尸体。

心理学研究证明，原生家庭的经历会对个体的生活产生长远、深刻的影响。有些人一方面不满意原生家庭中的氛围、相处模式，另一方面却将从原生家庭中习得的行为标准、道德准则等带进了自己组建的家庭中，重复父辈的错误。有些人在原生家庭中受到了伤害，内心一直住着一个长不大、需要保护的孩子。他们希望找到一个温暖的港湾，却不知道如何获得爱的动力。

修复童年创伤，避免进入强迫性重复的怪圈

经典精神分析创立者弗洛伊德发现，当妈妈离开房间后，孩子会将自己最喜欢的玩具扔出去，然后闹着将玩具拿回来，随后又扔出去。弗洛伊德认为，孩子将玩具当作妈妈的替代品，他们之所以要不断地将玩具扔出去，就是重复体验妈妈离开自己的伤痛。弗洛伊德将这种现象称为"强迫性重复"，指出成年人经常做出这类行为：固执地重温自己的痛苦经历或不断地犯同一个错误。

比如，母亲很强势，事事都要掌握控制权，孩子对此非常厌烦。然而，长大后的他却娶了一个和母亲一样强势的妻子。因为他依旧不喜欢被安排、控制，所以他和妻子的矛盾很深，家庭关系紧张。

正如弗洛伊德所说："如果将童年的创伤压抑下去，那么这些创伤总有

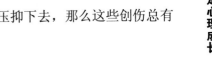

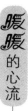

一天会变成当下的经验，让人们陷入强迫性重复的怪圈中"，只有正视原生家庭的问题，我们才能挣脱固有模式，找到爱的动力。那么，我们应该怎么做呢？

我们首先要洞察自己身上的问题，思考、探讨自己在原生家庭中遇到的困境，想一想自己是如何沿袭原生家庭的模式的。比如，如果你不赞成父母的沟通方式，那么请仔细想一想，自己和恋人沟通时是否使用了相似的方法？需要注意的是，我们需要尽量客观地审视问题，要保持平静。如果情绪出现了波动，要告诉自己：这一切已经过去，此时我是一个旁观者。

接下来，我们要学会接纳，做出改变。探讨原生家庭的问题，并不是让我们讨伐父母，追责对当下的生活没有一点用处，我们所要做的，就是接受自己的命运，接受自己拥有一个不完美的父母，并将痛苦转化为快乐，进行心理训练，建立正确的人际交往模式。只有这样，我们才能挣脱原生家庭的禁锢，拥抱更幸福的生活。

母婴关系为什么会影响人一生

在生活中，我们能发现有些人擅长与人交往，能自然地表达出自己的关心和善意，也能感受到他人的善意；有些人虽然内心希望与他人建立亲密和谐的关系，却又害怕对方靠近。这是为什么呢？精神分析学家认为，这与母婴关系有关。

没有人是一座孤岛。在漫长的人生道路上，我们会遇见很多人，和他们分享悲欢，并从他们身上获取继续前行的力量。然而，在现实生活中，很多人不知道如何处理与他人的关系，尤其是亲密关系。他们渴望与他人建立稳定的关系，却常常因为相似的原因失败。他们希望找到一个能够互相支持、关心的人，却总是在最关键的时候停下脚步，犹豫不决。

如何处理关系是人类一辈子的课题。很多人之所以出现心理问题，就是因为常常在人际交往中受挫。那么，为什么有些人能很轻易找到朋友、伴侣，有些人却只能从交往中感受到孤独和痛苦呢？难道只是因为后者不懂得如何使用人际交往技巧吗？

心理学家指出，每个人都拥有独特的内心世界，人与人之间的交往，本质上是心与心的交流。能和我们产生灵魂共振的人，往往能成为我们的朋友。如果一个人的行为出现了问题，那么多半是心理失衡导致的。也就是说，我们之所以无法和其他人建立亲密的关系，很可能是因为心理出现了某些问题。可是，我们是从何时出现问题的呢？

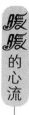

精神分析学家认为，成年人的心理问题大部分和童年的创伤有关。经典精神分析创立者弗洛伊德说："一个儿童如何认知、如何面对世界以及一些在成人看来微不足道的小事，将深刻地影响儿童的发展以及在以后形成精神病的症状。"一个成年人之所以无法和他人正常交往，很可能是因为害怕被别人拒绝。而他之所以会产生这种担忧和恐惧感，或许是因为婴儿时期常常被人拒绝。也就是说，早期母婴关系的质量会对个体产生重要的影响。

需要注意的是，此处的"母婴"并不特指婴幼儿血缘上的母亲，而是承担母亲责任、负责照顾婴幼儿的那个人，如父亲、奶奶、外婆、保姆等。

婴幼儿和其照顾者之间的特殊感情关系：依恋

每个人都有向那些能够保护自己的人依附的倾向。对婴幼儿来说，这个人就是其照顾者。依恋，就是指婴幼儿和其照顾者（一般是母亲）之间的情感上的链接。英国心理学家约翰·鲍尔比于20世纪60年代率先提出依恋理论，指出母婴关系是所有关系的起点。

鲍尔比将婴幼儿依恋产生和发展的过程分为四个阶段。第一个阶段是前依恋期，发生在出生至8周到12周。在这个阶段，虽然婴儿能通过行为来表达自己的意愿，如啼哭、叫喊，但无法识别面前照顾自己的人是谁；第二个阶段是依恋关系建立期，发生在12周至6个月。在这一时期，婴儿在看到母亲或给予自己母亲般关怀的人时会非常开心。

第三个阶段，依恋关系明确期，发生在6个月至3岁。在这个阶段，婴幼儿会在陌生人出现时产生恐惧、不安等情绪，并寻求母亲的保护和关怀；第四个阶段，目标调节的伙伴关系期，发生在3岁以后。在这个时期，幼儿能够敏锐地发现母亲对自己的态度、感情，并开始与不熟悉的人交朋友。

三种不同的依恋类型

在 3 岁之前，孩子就和母亲形成了依恋关系。母亲的养育风格不同，孩子的依恋类型也不同。美国心理学家玛丽·爱因斯沃斯将婴幼儿的依恋关系分为以下三种类型。

第一种是安全型依恋。这种类型的孩子虽然会依恋母亲，但不会要求母亲时时刻刻都待在自己身边。母亲离开后，他会停下游戏寻找母亲，并流露出苦恼的神情，但不会大声哭闹；母亲回来后，他会热情地投入母亲的怀抱，并很快平静下来。

第二种是回避型依恋。这种类型的孩子似乎对母亲没有依恋之情，他们对陌生人的态度和对母亲的态度没有太大的区别。母亲离开后，他们看上去没有任何的变化；母亲回来后，他们也只是短暂地接近母亲或者根本不理会母亲。

第三种是反抗型依恋。这种类型的孩子常常做出矛盾的行为。母亲离开后，他们非常焦虑、愤怒，甚至用扔玩具的方式抗议，要求母亲待在自己的身边；母亲回来后，他们却无法平静下来，和母亲短暂接触后又开始哭闹。

依恋关系是如何影响我们的

心理学家认为，想要心理健康发展，人就需要一个足够安全的基地。在婴幼儿时期，我们没有能力为自己建造一个这样的基地，只能寄希望于最经常照顾我们的人——母亲。如果母亲能够及时察觉我们的需求，并予以相应的反馈，那么我们就会觉得自己是安全的，在探索外界的时候就会

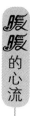

更加大胆、积极。

鲍尔比认为，个体早期会形成一种"内部工作模式"，这种模式会影响个人对自我、他人、人际关系的认知。如果个体在婴幼儿时期得到了足够的安全感，那么他会认为自己是被接纳的、受欢迎的、值得被爱的；如果个体建立了非安全的依恋模式，那么他会得出相反的结论。随着年岁增长，他会用这样的内部工作模式去看待同伴关系、恋人关系、同事关系，并做出相应的行为。

在朋友眼中，沉静、美丽的小果样样都好，就是眼光不行，总是遇到"渣男"。每次小果恋爱时，朋友们都会劝说："你要小心这个男人啊，他和你的前男友非常像。"小果总是回答："我知道他们很像，但我就是喜欢这样的人，没办法啊。"被男友伤害后，小果又向朋友哭诉："为什么我总是在一棵树上吊死呢？"

非安全依恋型的人有一个共同点：害怕拒绝。他们内心渴望与人好好相处，却又觉得自己不会被任何人欢迎。而且这种心理往往是无意识的，会在不同的情景中影响个体。值得注意的是，非安全性依恋的人可能不喜欢和安全性依恋的人建立亲密关系，而更容易被和自己有相似依恋模式的人吸引，因为他们潜意识认为亲密关系应该伴随冷漠和拒绝。因此，有些人常常在亲密关系中犯同样错误，却又无法改正。我们需要仔细审视自我，学会修复不安全的依恋，让自己重新感觉到安全。

潜意识对一生的计划：人生脚本

我们喜欢看小说、电视剧、电影，观赏一出又一出悲喜剧。那么，你是否想过：自己的人生也是一出戏剧？美国心理学家艾瑞克·伯恩认为，个体在幼年时就已经写好了自己的人生脚本，写下了自己一生的计划。

你想过自己的一生会上演什么样的情节吗？如果给你一支笔，让你书写自己的人生，或许你苦思冥想好几天都无法下笔，因为人生这场大戏如此复杂、曲折，让人不知道从何处说起，也不知道如何续写。然而，美国心理学家艾瑞克·伯恩却说："我们在 6 岁之前，就已经写好了自己的人生脚本。6 岁之后，人们不过在重复演绎脚本上的故事而已。"

伯恩认为，每个人在孩提时期就已经写下了自己的人生计划，或许个体自己没有意识到。但计划中的内容，常常能在生活中得到印证。伯恩将人生脚本定义为"潜意识对一生的计划"。也就是说，我们在幼年时就已经安排好了自己的剧情，包括如何生、如何死。我们一生都在按照这个剧情生活，重复剧本上的故事。

孩子将父母的要求内化为人生脚本

伯恩认为影响人生脚本的因素大概有以下几种：父母的指令、个体在指令下的人格发展、童年的决定、确信的态度、以某种特定的方法成功或

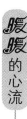

失败的经验。而在这其中，影响最深远的是父母的态度。

孩子是有独立思想的个体，不会完全听从父母的决定，但父母的态度和看法对孩子有很大的影响。尤其在婴幼儿时期——个体力量不足，不得不依附父母生活，孩子会本能地满足父母的要求，让他们感到开心。伯恩认为，个体儿时的人生脚本不是自己书写的，而是由父母书写的。自孩子出生起，父母就向孩子传递各式各样的信息，这些信息可能是口语化的，也可能是肢体语言。为了得到父母的认可，孩子接收了这些信息，并将父母对自己的要求内化为行为规范，形成了人生脚本。

赢家脚本、输家脚本和非赢家脚本

伯恩将父母传递给孩子的信息分成两种：禁止信息和允许信息。前者是父母从自己的感受或需求出发而发出的信息，这类信息是负面的，内容是阻止孩子做一些事情。比如，"不要长大""我希望从没有生过你这个孩子""不要像个孩子一样""不要比我强"等。后者是父母基于保护和照顾孩子而发出的信息，这类是正面的，意在提升孩子的能力，让孩子过上更好的生活。比如，"要完美""要坚强""要努力"等。

孩子接收到的信息不一样，构建的人生脚本自然也不一样。一般来说，我们的人生脚本可以分为三种类型：赢家脚本、输家脚本和非赢家脚本。

拥有赢家脚本的人，大多拥有清楚的目标，并决定通过努力实现目标。需要注意的是，此处的"赢家"并不特指功成名就之人，而是能完成目标的人。比如，如果我年幼时决定成为一个小卖部的老板，长大后我开心地运营自己的小卖部，那么我就是赢家。

拥有输家脚本的人，大多内心认为自己做什么都会失败。此处的"输家"，和个体拥有多少无关，只与是否完成目标有关。比如，我年幼时决心成为一个小卖部的老板，长大后我开了一个小卖部，却因经营不善破产。虽然我后来成为一名畅销作家，但我还是输家。

拥有非赢家剧本的人，其状态介于前两者中间。他们没有一个必须要完成的目标，过着平凡的日子，不愿意冒任何风险。也许他们年老时会想："我记得年幼时想要开一个小卖店，也曾经有过机会。不过，我也没什么遗憾，因为我已经做得足够好了。"

如何修改自己的人生脚本

虽然父母传递给我们的信息，极大地影响了我们的人生脚本，但这并不意味着人生的故事无法改变。人生是掌握在自己手中的，我们可以决定自己如何生活，改变故事的结局。

想要修改自己的人生脚本，我们首先要知道自己拥有哪种类型的人生脚本。我们需要认真地回忆自己的过往，想一想自己记忆中最早的事情，将童年记忆中最无法忘怀的事情写下来。我们还可以想一想自己是如何处理一段重要的关系的，比如，如何和重要的朋友、恋人相处。如果我们总是在同一个地方犯相同的错误，那么这样的回溯能够让我们快速地找到自己的问题，避免继续犯错。

小雨第三次和好朋友闹翻了，这让她非常痛苦，便向心理咨询师张医生求助。小雨告诉张医生，自己是个慢热的人，不善社交，所以朋友比较少。仅有的几个朋友，都和她认识十年以上。

她对张医生哭诉道："我需要花三年甚至更长的时间，才能真正信任一个人。在我看来，对方也非常在意我。但为什么这么稳定的关系也会出现裂痕呢？"仔细询问小雨后，张医生发现，小雨与几个朋

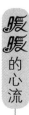

友之间的问题大同小异，且大部分是小雨的性格所致。张医生便让小雨将和这几个朋友的故事写下来，然后问她这几个故事中是否有共同点。小雨惊讶地说："原来我这么自我、敏感……我一直没发现，还在重复自己的错误！"

如果我们已经找到了自己人生脚本的类型，那接下来应该怎么做呢？我们可以使用美国心理学家欧文·亚隆提出的一个治疗技术：概括自己的人生。闭上眼睛，想象自己死去之后，要在墓碑上刻上一句简短的话，以概括自己的一生。你会使用哪句话？找到这句话，然后按照这句话生活，你就会找到最真实的自我。

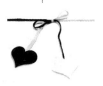

童年经历影响一个人的生活风格

在很多人心中，童年就像被蒙上了一层纱，大多事件都被遗忘，只有一些记忆碎片残留在我们的脑海中。然而，奥地利心理学家阿尔弗雷德·阿德勒却认为，人们在行为中表现出来的动机、特质、兴趣等组合体——生活风格，大多形成于 4 岁或 5 岁之前。

每个人都希望自己能变得更好，但人们提升自我的方法却各有不同。有些人在追求卓越的过程中很少考虑到别人；有些人对自己缺乏信心，认为自己需要别人的帮助；有些人则喜欢和他人合作，为社会贡献自己的力量。

个体心理学的创始人阿尔弗雷德·阿德勒将人们在追求卓越的道路上所使用的方式、方法称为"生活风格"，并指出生活风格早在童年时期就已经形成了——大多形成于 4 岁或 5 岁之前。生活风格和幼年的经验、原生家庭有着莫大的关系，家庭的氛围、父母的教养方式、父母的关系、家庭的结构等不同，个体所形成的生活风格也不同。他强调，生活风格一旦形成，就很难发生改变。

各式各样的生活风格

每个人都是独一无二的。在阿德勒看来，让人变得独特的，就是生活风格。一般来说，生活风格可以分为以下四种。

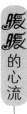

第一种是支配、统治型。这种类型的人习惯支配、控制别人，希望别人能够按照自己的计划行事。在追求卓越的过程中，他们的眼中只有自己的目标，并不在乎自己是否会给其他人带来伤害，也不在意自己是否能够创造社会效益。有时候，他们甚至能牺牲别人来换取自己的利益。对这种人来说，支配和控制能够带来莫大的满足感。因此，如果他是一个公司的管理者，那么他可能会对下属说："我既然这样安排，你就要这样做。"他会对子女说："你必须听我的。"

第二种是索取型。这种类型的人和第一种截然相反，他们没有支配和控制的需求，做事情非常被动。即便生活中出现了问题，他们也很少努力寻找解决问题的方法，而是寄希望于别人。因为他们对自己缺乏信心，认为自己没有能力解决问题，需要别人来照顾自己。如果他是一个公司的管理者，那么他很少参与到重大的决策中，对下属也是放任自流的态度。

第三种是回避型。这种类型的人也缺乏自信心，但他们不会寻求别人的保护，而是想尽方法逃避现实中的问题，并试图选择一条看似稳定的道路，以避免可能出现的问题。比如，某个人的职位、薪水和自身能力都不匹配，而他拒绝了一家大公司的邀请，因为他害怕面对跳槽后的未知的困难。

第四种是社会利益型。这种类型的人不会逃避生活中的问题，而会积极地面对生活，乐观地看待生活中的一切。他们擅长与人合作，关心其他人，愿意通过自己的努力为他人谋福利。在家庭中，他们能关心其他家庭成员，让他们感受到爱与尊重。

父母的教养方式对生活风格的影响

我们不难发现，前文所提到的四种风格类型，只有第四种是健康的，其他三种都有或多或少的问题。那么，为什么个体会形成不健康的生活风格呢？阿德勒认为，父母的教养方式极大地影响了生活风格的形成。他指出，有两类行为会导致孩子出现行为问题。

第一种是父母过于宠爱孩子。父母认为孩子是脆弱的、不堪一击的，所以时时刻刻关注孩子，并给予孩子过度的保护。比如，父母总是担心孩子在与同伴交往的过程中受欺负，害怕孩子着凉等。父母想要为孩子撑起一片天空，让孩子远离丑陋的现实，却没想到孩子产生了错误的认知，以为自己就是世界的中心。一旦他不再是众人的焦点，心中就会出现极强的不平衡感。这样的孩子长大后不仅难以面对生活中的风雨，还可能变成一个为所欲为、骄纵的人。

曾经看过这样一则新闻：小余的父亲很早就离开了人世，母亲觉得孩子没有成长在一个完整的家庭，便加倍对他好。只要小余张口，母亲都会尽量满足孩子的要求。再婚后，她对小余更加宠溺，不允许丈夫说孩子一句坏话。小余的继父是个老实、木讷的男人，只会埋头干活，从未管教过小余。

随着年岁增长，小余的物质欲望也越来越强。他频繁地向母亲伸手，但一贫如洗的家怎么能永远满足他呢？一次，母亲拒绝了他的要求。小余恶向胆边生，竟然亲手杀死了继父和母亲。毒杀双亲后，他做的第一件事竟然是给女朋友买一部新手机。

第二种是父母经常冷落孩子。对年幼的孩子来说，父母的形象非常高大，能够满足自己的一切需求，让自己安全地接触其他的事物。如果父母对孩子态度冷漠，总是忽视孩子的需求，那么孩子就会感到自己是没有价值的，很难对周围的一切产生兴趣。这样的孩子长大后很难对别人产生信任感——他们连自己都不相信，也不会主动寻求他人的帮助，更不会与他人合作。

和睦的家庭是幸福的基础

家庭是一个人的避风港，它对一个人能否形成健全的人格有着至关重要的作用。一个家庭幸福、和睦与否，虽然不能决定孩子成年之后是否成功，但在和睦的家庭中成长的孩子，步入社会后大多具备极强的承受能力和适应能力。

家庭环境是孩子成长的首要环境，是影响孩子成长的至关重要的因素。其中，父母的文化素质、父母教育子女的方式方法以及家庭关系的好坏都会对孩子的身心健康产生重要影响。

孩子心理问题出现的家庭根源

家庭教育是孩子心理发展的基础。发展人的心理是家庭教育的关键功能。原因在于，首先，人最早接受教育的场所是家庭，孩子的第一任老师是父母。家庭对一个人的智力、体力、成长，个性的形成，道德品质的发展都具有全方面的影响；其次，孩子在家里度过了大部分时间，他们在家庭中形成了最初的道德观、价值观。孩子的心理、性格和行为习惯形成于家庭环境和家庭教育；最后，家庭教育中的方式方法、观点，家庭成员的品性、习惯、作风，家长的心理素质、心理发展水平、个性等都会对孩子产生深远的影响。人的心理发展有其客观规律，人的心理发展物质基础是先天遗传和生理发展，而人的心理发展关键是后天的环境和教育。

家庭关系会对孩子的心理造成影响。我国现阶段家庭关系有两种表现形式，那就是夫妻关系和亲子关系。这两种家庭关系好坏与否，直接影响孩子的身心是否能够正常发展。夫妻间的关系，他们之间合作程度决定了家庭的基础特征，尤其对孩子个性形成产生极大的影响。

孩子的成长离不开家庭的和睦

社会需要和谐，同样，家庭需要和睦。一个健康、和睦的家庭关系对孩子的心理健康发展来说是不可或缺的。孩子只有生活在一个和睦的家庭中才会感觉到幸福，才会感觉到快乐，才会积极向上。相反，家庭的缺失和成员间关系的不和谐会在一定程度上对孩子的健康成长产生不利的影响。

从玲玲记事起，父母总会为一些小事吵闹，她幼小的心灵就埋下了不安的种子。等玲玲上学后，父母有了新的争吵话题，玲玲学习好，父母就会开心；成绩差，父母就成天阴沉着脸。为了让家庭和睦，玲玲努力地学习，但不管她怎么努力，自己成绩也提高不了，甚至还有下降的趋势。

在学校时，玲玲常常思考一个问题，那就是怎样才能让爸爸妈妈开心。回到家中，她看到爸爸妈妈在冷战，她一会儿哄爸爸，一会儿哄妈妈，实在没法专心学习。玲玲说，自己最大的愿望就是希望有一个和睦、温暖的家庭。但是每当父母吵架后，他们都要在自己面前数落对方的不是，这让她十分难过，觉得家里很压抑。在学校，她也无

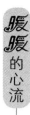

法融入同学中间，觉得自己孤单极了。

父母的争执、家庭压抑的氛围，都让玲玲感觉到害怕、无助，甚至是绝望。

家庭成员应该让彼此之间关系更融洽，父母要为孩子做好榜样，要让孩子在一个有爱的环境中成长。

首先，亲子和谐。对孩子而言，和谐的家庭关系对其成长有着极其重要的作用。在亲子关系上，有的家长望子成龙望女成凤，不了解孩子的真正需求，而采用不当的教育方式，从而让孩子对父母产生抗拒心理，和睦的家庭关系应该是家庭成员间彼此尊重、彼此关心，这种和睦的家庭生活会对孩子的身心健康发展产生积极影响。家长应该努力去营造这种和睦的家庭氛围，尊重、孝敬、关心自己的父母，同时教育孩子热爱自己的父母。通过这种亲子情感教育激发孩子正面的情感体验。除此之外，家长对孩子要多一份引导，少一份高压；多一份民主，少一份专制，要充分尊重和理解孩子，适当给予孩子一些自由，给孩子充分表达自我、表达自己的意愿的机会，要平等地与孩子进行沟通，进而走进孩子的内心世界，和孩子做朋友。

其次，人际和谐。学龄期孩子的社会关系主要是家庭的亲子关系、与亲戚朋友的关系、学校人际关系。人际关系良好，孩子才能健康成长。有时，学校老师教育方式不当，没有公正地处理问题，孩子就会产生消极抵抗情绪，会丧失对学习的信心，从而产生自卑、孤独等不良心理反应。有些孩子则天生比较害羞，不能很好地与同学们友好相处，容易产生孤独的情绪，进而产生偏激的行为。这个时候，家长要教育孩子要与老师们和同学们建立和谐的学习关系。家长要告诉孩子，要尊重老师，要与同学们团结友爱。

一粒种子，如果种植在贫瘠的土壤中，就注定无法成长为参天大树。孩子就像种子般，家庭环境就如同土壤。只有家庭和睦，孩子才有安全感，才能感受到温暖和爱，才能成长为一个拥有爱，懂得爱，内心强大、幸福的人。

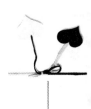

第二章　原生家庭决定心理成长

心灵的麻木与冷漠的家庭有关

古语有云:"养不教、父之过。"父母是孩子最早的启蒙老师,家庭是孩子人生的第一所学校。温暖的家庭氛围会培养出内心温暖的人。相反,冷漠的家庭氛围,冷漠的家人,会造就冷漠、麻木的人。

随着人们生活水平的不断提高,父母能够提供给孩子的物质生活条件越来越好,但父母们也更忙,相应的,他们与孩子的交流也就少了,只是在学习上给孩子制定了硬性指标,导致孩子心灵上的麻木。

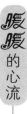

小华小时候有一段时间是留守儿童,后来,他与远在广东打工的父母生活在一起。弟弟出生后,妈妈就带着他和弟弟回老家了。母亲一直陪伴在他身旁,父亲每个月也会从广东打电话给他。虽然看上去小华并不缺少父母的陪伴,但其父母并不知道该如何教育孩子。小华的父母对他的教育也仅仅止步于学习成绩上,父亲打电话时最多也就嘱咐他好好听老师的话。母亲更不用说了,既要忙家里的活儿,又要照顾弟弟,对他也是冷冰冰的。因为家里没有人管他,对他的生活状况、心理状况一无所知。高三时,他感觉到了沉重的压力,他缓解压力的方式就是看网络小说。他觉得自己并不需要父母关心,只要给他钱就行。

在学校,小华与同学交流很少,没有朋友,总是一副冷冰冰的模样。他平时就喜欢读网络小说，尤其喜欢小说中宣传的那种"独狼式"的冷酷。看小说很快就成为他生活的全部。当班主任李老师发现他看小说时便当堂批评了他几句，并告诉他，下次再看就没收手机。谁知他竟然狠心地捅了李老师三刀，最致命的一击是从李老师的前胸扎进去的，直接扎进了心脏。与小华朝夕相处3年的李老师就这样惨死在了自己学生的刀下。

家长不只是要在经济上给予孩子支持，更重要的是，家庭教育要到位。家庭不冷漠、家庭教育有温度，孩子才会成长为一个心灵不麻木、有温度的人。

心灵的麻木源于家庭教育的冷漠

我们经常会听人这样说，"孩子是父母的复印件，孩子是家庭的一面镜子。"家庭是社会的细胞，随着社会变革的不断加深，家庭成员的关系也相应地发生了变化。与传统的家庭亲情、道德和伦理典范不同，现如今，我们中的一些家庭正出现了代沟加深、礼仪缺失、亲情荒芜等不好的现象，这值得人们去反思。

根据一份网上调查，在中学生中间，认为自己与父母存在矛盾的为61%；认为家中有一个最唠叨的人为82%；认为自己得不到父母尊重、父母经常不与自己沟通的为15.2%。随着孩子们的逐渐长大，尤其是他们进入青春期后，家长对待他们的模式依然停留在以前，依然把孩子当成自己的"附属品"，不懂得去尊重孩子，也就是在亲子关系上的冷漠，而这期间的孩子已经开始生理发育，他们认为自己已经长大了，已经独立了。此时的父母依旧强迫孩子按照自己的意愿生活，导致孩子封闭了自己，内心麻木，不愿意与父母沟通交流。

家庭教育成功的标准—沟通和信任

孩子不愿意与父母沟通，其实是没有与父母建立起和谐的亲情关系。在家庭教育问题上，不少家长认为"棍棒底下出政权"，这在一定程度上导致了两代人对立情绪的产生。

没有什么理解比来自父母的理解更能给人安慰，没有什么温暖比来自父母的温暖更让人产生强烈的安全感。反之，没有什么伤害比父母的伤害来的更深，没有什么冷酷无情比父母的冷酷无情更能摧残脆弱的孩子。

每年都有孩子因高考没考好而自杀的新闻。十几岁，人生才刚开始，高考只是他们人生长河中微小的一步，并且还不是必须经历的一步。如果高考顺利，人生多了一个选择；如果高考失利，人生路多了一点点苦难而已。条条大路通罗马，这个时候，父母要进行正面而积极的干预，只要多鼓励孩子，培养孩子积极向上、不怕挫折的个性，另辟蹊径，一样能够迎来绚烂的人生。

刘浩的父亲是一名小学老师，工资微薄，他平时省吃俭用，在对待儿子读书方面却十分大方。他唯一的希望就是儿子能够考上名牌大学，以完成自己未完成的梦想。也许是刘浩心理压力太大，平时成绩不错的他却在高考时失利了。但其父亲并没有责怪他，而是马上调整了自己的心态，积极地鼓励儿子。

在父亲的支持下，刘浩去了一所汽修学校学习，平时学习刻苦，动手能力强。在实习期间不怕苦不怕脏，十分踏实，业绩突出，深得老板赏识。最终他凭借自己的努力坐上了总经理的职位。

专家认为，父母和孩子沟通融洽的家庭，才是和谐的家庭。在这样的家庭中，不管孩子到了多大岁数，都愿意和父母沟通，家庭成员之间是平等的关系，一起参入家庭的事务中，每个人都有平等的说话权利，这样的家庭，才是健康的家庭，这样的家庭才不会培养出冷漠的孩子。

第二章　原生家庭决定心理成长

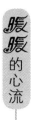

子肖其父：神奇的代际传递

中国有句谚语，有其子必有其父，这是代际传递理论最通俗易懂的解释。在社会化的过程中，孩子能够就近观察的第一个对象一般是其父母。他们观察的主要对象就是其父母的行为和行为的结果。这时候，孩子会产生模仿父母的行为和心理，代际传递便发生了。

家庭代际传递理论的奠基人穆雷·鲍文在对大量的精神分裂症家庭的互动模式进行长时间研究后提出了8个与家庭动力有关的重要概念，有自我分化、三角关系、核心家庭情感系统、多代传递过程、家庭投射过程、情绪阻断、排行以及社会情感过程。这些概念相互联系、相互影响。

自我分化理论

鲍文家庭系统理论核心是自我分化理论。他认为，一个人成熟的标志就是成功地实现了与其他人的情感分离，特别是与父母的情感分离。如果这种分离并没有得以完成，这就表明其没有完成与父母或者家庭的分化。鲍文用情感与父母的融合和依赖度、用理智的发展和完善度来衡量一个人的分化程度。当一个人对父母的依赖度和情感融合度越高，那这个人的自我分化程度就越低。

在低分化家庭中，孩子在情感上对父母过于依赖，他时常用他人的自我来对自己进行武装。重要他人，如父母，他们的行为、情绪和想法是孩子的行为、情绪和想法重要来源。孩子和重要他人经常处于不分彼此的融合状态。孩子经常会过于情绪化，无法掌控自己的情绪，对他人要不顺从，要不逆反。他们同样无法掌控自己的生活，受其他人的支配。他们没有了自主性，特别是在面临让人感到焦虑的事情的时候。他们能够说出自己的感受，但无法说出自己的想法和信念，他们的想法来自于重要他人。当你与他们讨论某件事情的时候，他们的想法较为极端，要不完全同意你所说的一切，要不每一件事情都站在你的对立面。一般情况下，他们要不形影不离，要不老死不相往来，以此来寻求关系里的自我存在感。

未分化的个体常常无法从情感中理智地走出来，情感时常会淹没他们的理智，导致他们失去了客观思考的能力。

自我分化好的人，在面对压力的时候，能够理性地区分开事件和情绪，采取弹性的态度，用较好的情绪来面对困境。

和父母的分化并不是和父母不来往。某些人错误地认为好的分化就是与父母关系的断裂，过着与父母完全隔绝的生活。事实上，这恰好是分化差的表现。与父母分化不好、高度融合的人，经常会用关系断裂来应对这种融合所带来的焦虑。分化好的人既能和父母保持恰到好处的联系，又保持着恰到好处的距离。

通常情况下，一个人的分化水平极大程度由其抚养人的情感分离程度决定。一个人到了青春期，这种分化水平就建立得十分完善，一般可以持续一生。

家庭中的三角关系

鲍文认为，人与人最基本的关系就是两人关系。家庭里的两人关系一般属于亲密关系，当两人的亲密关系不再和谐的时候，焦虑的一方通常会让第三方介入来缓解两人之间的关系。通常情况下，第三方就是自己的孩子。

　　小明和父母、奶奶一起居住。小明的父亲脾气暴躁，不爱说话。在小明上小学的阶段，他父母经常吵架，一吵架，小明就会被波及，家庭气氛瞬间就会变得紧张起来。

　　为了家庭和睦，小明开始调和父母之间的关系，成为父母关系的润滑剂。为了讨父亲欢心，他表现得特别乖巧、孝顺。但随着年龄的增长，小明开始拒绝当父母的传声筒，并且数落他们这种互动的方式给他带来的伤害。

　　每当父亲发脾气，对母亲的态度恶劣时，小明就会非常不安，并站出来维护母亲，有时会用谩骂来表达对父亲的不满，甚至对父亲大打出手。小明的这种解决问题的方式同时出现在生活当中，每当与他人发生冲突时，他都会用武力来解决。

　　家庭中的问题经常会以"三角化"的形式来呈现，所以，在家庭治疗中，心理治疗师干预家庭的一种十分重要的心理技术就是看一个家庭是否三角化，怎样去三角化。

　　家庭的分化程度越低，对于维持情感的平衡来说，三角关系就越重要。所以，分化不好的家庭需要三角化来缓解关系中的焦虑。而分化程度越高的家庭，哪怕是遭遇了极大的压力，家庭成员依然能够维持情感上的界限，而不需要依赖三角关系。

核心家庭情感系统

　　人们经常会选择和他们分化程度相同的人当伴侣，来组建家庭。但是，当两人分化程度都比较差的时候，就容易形成高度融合，那么他们的核心家庭情绪系统就会极其不稳定。

当双方长时间处于高压的环境下，他们就会十分焦虑，容易身心丧失功能、关系冲突，然后将脆弱的孩子拉进来，或者将问题投射给孩子，进而对孩子的身心发展产生不利的影响。

多代传递过程

鲍文认为，任何一个家庭的情感过程都是从上一代或者上几代传递过来的。同样，这个家庭的情感过程会传递给自己的下一代。也就是说，一个家族的分化水平，一般情况下，可以追溯到很多代。

根据多代传递理论，如果一个家庭中出现问题时，那么问题并不仅仅出现在孩子身上，同样父母也不能成为唯一该受指责的人。一般情况下，一个家庭的问题经常是多代传递的结果。家族中的所有成员既是这个传递过程的接受者，同样也是传递者。

当父母的自身分化程度低，通过投射的方式传给下一代，其子女的分化度会更低。如此反复的历程，就是代际传递历程。

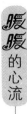

童年形成的信念如何影响我们

　　童年的经历对成年后的我们会产生极其深远的影响。科学研究表明，一个人成年后的行为模式、思维模式以及精神状态，在一定的程度上，这是由童年时期其重要他人的抚养模式决定的。

　　认知行为疗法的创始人阿伦·贝克强调了非理性信念来源的重要性。他发现，一般情况下，一个人的非理性信念可以追溯到他早期所形成的信念，这个早期的信念可以追溯到他的童年时期。贝克认为，一个人在童年时期形成的某些信念，这些信念会被他带到成年的人生里，并对其行为和情绪产生持续影响。

　　贝克的认知行为疗法将认知看成一个信念系统，这个系统由自动思维、中间信念以及核心信念组成。换而言之，阿伦·贝克认为核心信念、中间信念和自动思维组成了人的认知。

　　核心信念是一个人关于自我、他人以及世界的根本性、概括性的看法或者观念。譬如，相信自己是受欢迎的、有价值的、有能力的，或者认为世界是美好的、人是善良的、他人是值得信任的，等等。这些看法或者信念被叫作核心信念的原因是它是一切认知或者观念的核心，剩下的信念都是围绕其建立起来的。正面的核心信念和负面的核心信念组成了核心信念。

正面的核心信念

正面的核心信念是比较积极的信念，譬如，我是有能力的、我是可爱的、我是受欢迎的。

美美是一个可爱的女孩子。她的爸爸妈妈一直非常爱她。小时候，她的爸爸妈妈上班很忙，但还是会抽出一定的时间陪她玩耍，陪她看儿童读物，陪她看动画片。某天，美美下学回家，她告诉妈妈："妈妈，我们班的小朋友有一个爱莎玩具，我也想要。"妈妈听完后并没有马上拒绝她，而是心平气和地说道，"妈妈也想给你买，也知道你特别喜欢爱莎，但现在咱们家并没有多余的钱给你买这个玩具，等过段时间，好吗？"于是，美美觉得自己被尊重了，带着一份期待的心情开心地玩耍去了。

慢慢地，美美长大了，她成为一个阳光快乐的、洋溢着自信的少女。

负面的核心信念

负面的核心信念是比较消极的信念，必然，我没有价值、我没有能力、人性是恶的，等等。阿伦·贝克则十分重视负面的核心信念，他认为我们不良行为和情绪都与其有关联。他将负面的核心信念分成两类：一类和无助、无能有关，一类和无价值、不可爱有关。

无能类核心信念有："我没有能力""我没用""我做得不够好""我是一个有缺陷的人""我不被尊重""我不是一个成功的人""我无法胜任""我起不了任何作用""我不适合""我太穷了""我遭遇了困境""我容易受到伤害""我是一个软弱的人"等；不可爱类的核心信念有："我不

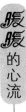

是一个可爱的人""我注定是一个痛苦的人""我这一生必定是一个孤独的人""我一定会被他人抛弃的""我一定会被拒绝的""我做得不够好""我是一个有缺陷的人""我是一个坏人""我一直是那个被忽略的人""我是多余的""我不是一个受欢迎的人""我是一个被嫌弃的人""我没有任何价值""我不配拥有任何东西""我没有资格"等。

通常情况下,这些信念形成于我们的童年时期。当孩子在五六岁的时候,父母经常会给他们贴上一些标签,譬如:"你是一个笨孩子""你太胆小""你真没用""你是一个讨人嫌的孩子""你是一个不带脑子的孩子""你真没出息""真不该让你出生",等等,这些标签会伴随着孩子长大,会逐渐变成"我是一个笨小孩""我太胆小""我真没用""我是一个不受欢迎的人""我没脑子""我没出息""我本不该出生"等自我标签,这些自我标签会成为对自己的看法,也就是对自我的早年信念。

这些早年所形成的对自我信念将会对我们产生影响,并发挥消极的作用。一般情况下,我们经常会对自我的早年信念坚信不疑,并不自觉地按照这种信念发展自己。所以,成年的我们会被这些自我的早年信念左右。假如一个人认为"我是一个没有价值的人",当他取得成功的时候,当他遇到好的机遇的时候,当他开心的时候,他会因为"我不配拥有这些"而亲手将其毁掉,直到他感觉自己"我有资格拥有这些"才罢休。他的"不配"一般就是那些关于自我是"失败、悲伤"的早年信念。

在动画片《马男波杰克》中,主人公波杰克父母在他的教育方面做得可谓是相当糟糕。在他孩提时期,不管他做什么,父母从来都是打击,从来没有鼓励。更让人生气的是,他们还经常在他面前强调"你本不该出生"。小波杰克一直没有感受到父母的爱。成年后的波杰克虽然事业成功,但他依然感受不到幸福、快乐,他经常滥用药物、酗酒。

当母亲死后，波杰克并没有感觉到难过，只是有一点点失落。当天早上，他去吃早饭，热情的服务员问候了一句，"今天过得好吗?"波杰克思考了一会，说道："我妈妈死了。"服务员大概想到有人这么回答，善良的女服务员当时流下了眼泪，连忙道歉，说"对不起"，并在他的早餐中免费加了一根油条。

在母亲的丧礼上，他说了一句让人五味杂陈的台词:"我妈妈死了，而我只有这根免费的油条。"

波杰克最终总结道，"妈妈这一生给他的善意累加起来，都比不上这位女服务员在那一瞬间眼神中流出的同情。"

贝克认为，这些负面的早年信念会对人产生潜意识的影响，当我们在陷入困境当中或者遭遇巨大压力时，这些负面的早年信念就会被诱发出来，并让我们产生负面的情绪和行为。如果我们不去修正自己那些早年信念，那么它们就会主宰我们。所以，贝克强调，在一个人做认知疗法时，一定要去探索其早年的经历和在这些早年经历里形成的早年信念。只有去干预这些早年信念，才能从根本上改变其面对重要事件的负面情感反应和负性应对行为。

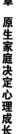

第二章 原生家庭决定心理成长

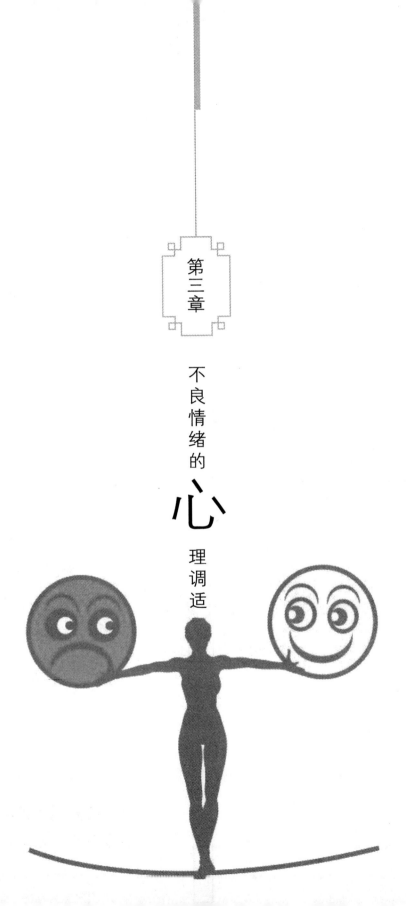

第三章

不良情绪的

心

理调适

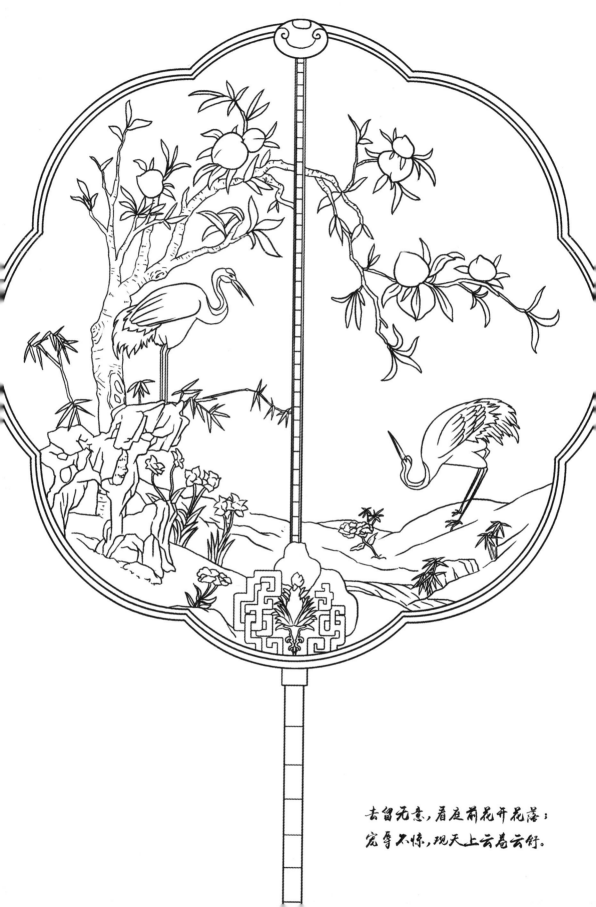

去留无意，看庭前花开花落；
宠辱不惊，观天上云卷云舒。

别让愤怒蒙蔽了你的双眼

愤怒相当狡猾。即便我们性格平和，也可能走进它的陷阱，体会到那种血气上涌、头脑发热的感觉。每个人都会生气，但有些人能够控制自己的情绪，而有些人会因此而失去理智，做出令自己后悔的事情。我们应该警惕愤怒的陷阱，不要失去对情绪的掌控权。

人吃五谷杂粮，也有七情六欲。在漫漫人生路中，即便是过着清心寡欲日子的人，也曾体会到悲伤、痛苦、愤怒，曾在情绪的海洋中挣扎。我们作为一介凡夫，自然也曾体验过被负面情绪淹没的感觉。而在所有的负面情绪中，愤怒是我们最熟悉的朋友。

也许有人会说："生气虽然伤身，但也证明我是一个有血性的人。如果凡事都保持一种冷漠、退缩的态度，那么生活也会变得冷冰冰、没有生气。"的确，愤怒在某种程度上反映出我们对生活的热情。比如，发现自己的合法权益被剥夺时，我们的心头会涌起一团火，而这团火会促使我们为自己而战斗；当看到社会上出现不公平现象时，心中的愤怒之火立刻被点燃，而点燃它的是我们那颗善良、向往美好的心。

出现愤怒的情绪并不可怕，可怕的是我们不知道如何控制它。就像火能够给我们带来光明和温暖，同时又能毁掉我们的家园，给我们带来难以估计的损失。如何控制这团"火"，是我们应该学习并掌握的知识。

小安和小华同时进入公司，但小安很快就得到了公司的重用，而小华还在做无关紧要的工作。一次，一位同事对小安说："小华私下很讨厌你，还说要找机会给你难堪，你要小心。"小安没说话，但心里记下了这件事情。

不久后，小安被安排负责一个重要的项目，小华成为他的助手。在准备去见客户的那天早晨，小安很早赶到公司，想再复习一下资料。没想到，他刚刚走进公司，就看到小华举着样品，不知道在做什么。小安想起同事的话，立刻喊道："你在做什么！"

小华回头，皱着眉说："关你什么事？不过接手一个大项目，尾巴就翘到天上了。"小安笃定小华在做手脚，又听他这一番话，心头的火立刻被点燃了，说："是啊，我和你这个废物不一样。"话一出口，小安就后悔了，但正在气头上，自己也拉不下脸来道歉。

小华听后脸变得通红，其实他提前来公司，也是为做准备——他一直很努力，只是缺少天资。他的确嫉妒小安，但没有想过在样品上动手脚。如今听到小安这样说，这些日子的不满和愤恨涌上心头。他大声地骂小安，以宣泄自己的负面情绪。小安也很生气，嘴上丝毫不饶人。

小华越来越生气，随手拿起桌子上的东西，狠狠地摔了下去。随着一声惊呼，东西被砸碎了。小安的脸上满是震惊。原来，小华砸碎的是样品。二人一下子清醒了，随即一阵恐慌感涌上心头：此时再去拿新的样品肯定来不及，该怎么办呢？

最后，公司安排小安陪客户参观工厂，又派人将新的样品取了过来，总算避免了损失。小华因为这件事被开除，而小安也失去了公司的信任，二人都为自己的行为付出了代价。

我们处于愤怒的情绪时，容易忽视一些很重要的信息，从而做出错误的判断。如果我们失去理智，任由愤怒推着自己走，将自己的怒气变成伤人的利剑，那只能加深和激化矛盾，让事情变得更糟。那么，我们应该如何揉碎自己的愤怒呢？

寻求第三方的帮助

当局者迷，旁观者清。每个人的心中都有理智和冲动两个天使，而愤怒的情绪显然更喜欢后者。当我们产生愤怒情绪后，不要急着做判断和决定，可以试着咨询客观、中立的第三方，问一问他们对这件事情的看法，看看他们会如何处理这件事。也许他们会给出和我们截然不同的观点，这些观点能使我们平静下来。

站在他人的立场上看问题

进入社会后，我们会越来越明显地感觉到：这个世界并不是非黑即白的，有时候在你看来无法理解、不可理喻的人或事，在别人的世界中却很正常。当我们产生愤怒之情时，先试着让自己冷静下来，几分钟后再仔细审视这件事。把自己摆到他人的位置上，想一想别人为什么这么做。弄清楚他人的行为动机后，或许一切坏情绪会自动消失。

宽容是最可贵的财富

很多人抱着以牙还牙，以眼还眼的处事态度，认为只有使对方尝到苦果后，自己的愤怒才会消失。实际上，这样只激化和加深矛盾，使我们背上愤怒的包袱，无法解决根本问题。有时候，宽容和理解能够轻松地击退愤怒，让我们找回理智。

一天，小琴出门遛狗。她一边玩手机一边往前走，突然听到小狗传来一声尖叫。回头一看，一个十岁左右的小女孩正用泥巴打自家的小狗。小琴很生气，上前说："你是谁家的小孩，怎么这么调皮？"小女孩一下红了脸，低头说："我叫小文。"小琴一惊，她知道这个女孩，父亲生重病，母亲也不知所踪，家里只有一个年迈的爷爷。

看着女孩脏兮兮的衣服，小琴心软了，说："小狗也是一条生命，你不能欺负它。"小文说："我只是想和它一起玩，它总是不理我。"小琴说："既然喜欢它，就要好好对它。以后你可以来找它玩，它会喜欢上你的。""好！"女孩的眼睛亮晶晶的。之后，小琴遛狗时，小文就跟在小狗旁边。她很快就成为小狗的朋友，再也没有做出过伤害小动物的举动。

每个人都会犯错，但有些人选择用别人的错误惩罚自己，有些人则选择了宽容。怒气上涌的时候，我们可以想一想：事情有没有回旋的余地？当我们试着弄清事情的来龙去脉，并用一种更加智慧的方式处理时，愤怒的包袱也悄悄地从我们肩膀上落了下来。

走出痛苦，走进幸福

人生不如意者十之八九。在漫漫人生路上，没有通关密码的我们会遇到一个又一个困难，遭遇一个又一个打击。有些人沉浸在痛苦之中，犹如陷入流沙的迷路人；有些人细细咀嚼痛苦的滋味，最后竟尝出一丝甜味。如何对待痛苦，如何将痛苦转化为幸福，是每个人的课题。

痛苦是我们人生最忠实的追随者。幼儿时期，不小心撞到床角或桌角时感觉到的痛；青少年时期，不被父母、朋友理解时的痛；进入职场，被客户、老板否认时的痛；在爱情的战场中，被爱人忽视、遗忘的痛；人至中年，无法对抗人生风暴时的痛；还有子欲养而亲不待的痛，不被子女理解的痛……

如果人生是一壶酒，那么必定带着淡淡的苦味。而我们只能默默地喝下这壶酒，用沉重的叹息代替那些说不出口的言语。人生的道路上布满陷阱，我们一次次跳进去，又一次次爬出来。虽然我们选择继续往下走，但心却浸染在痛苦中。

众生皆苦，但这是否意味着我们的生活只有一片黑暗，而没有快乐呢？当然不是。父母的拥抱、朋友的支持和理解、爱人的陪伴、子女天真的笑脸，都是能被我们记在心中的幸福片段。但有些人对其视而不见，只将目光放在痛苦上，一边感叹自身之渺小，一边堕进更深更暗的深渊。他们用抽烟、喝酒、寻找刺激来填补自己心中的空缺，却没有意识到：痛苦和幸福守恒，痛苦越多，幸福就越少。而痛苦和幸福的多寡，不仅取决于客观环境，还取决于个人的心态。

有一个老奶奶，她每天都坐在门口，静静地看着天空，发出一声声叹息。走近她，便能听到她在小声嘀咕："运气怎么这么差呢？"她总是皱着眉头，头上的白发像雨后的青草一样争先恐后地冒出来，让她看上去更加衰老了。

一天，一个开朗的年轻人问她："老奶奶，您为什么总是不开心呢？"老奶奶说："唉，我总是为我的两个儿子感到痛苦，又怎么开心得起来呢？""发生什么事情了，他们对你不好吗？"年轻人追问。

"不是，他们很孝顺，我只是在为他们的生计担心。"老奶奶说，"我的大儿子以卖伞为生，小儿子以卖布为生。如果天气晴朗，大儿子就收入寥寥；如果是雨天，小儿子就没有客人。你说，我怎么能不感到忧心呢？我每天坐在门口，看着老天爷，心中的痛苦如潮水般

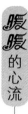

涌来。"

"您为什么会感到痛苦？"年轻人似乎无法理解，"晴天时，小儿子挣到钱；雨天时，大儿子生意好。老天爷对您很好啊。"听了年轻人的话，老奶奶愣住了。

趋利避害是人类的本性。每一个人都希望远离痛苦，走进幸福的生活。然而，很多人只是一味地等待幸福的降临，等待生命赐予自己一份甜蜜的礼物。事实上，上天早就将幸福的按钮送到了我们手中。那么，我们如何才能按下按钮？

做有意义的事情

心灵空虚的人往往是生活的手下败将，他们找不到自己生活的意义，也很难挣脱痛苦的泥沼。而有志向、有理想的人则永远乐观、坚强，他们更容易发现生活中的"小确幸"，品味到生活的甜。因此，我们需要找到自己的理想和目标，做有意义的事情。比如，用书籍里的知识充实自己的头脑，填满内心的空虚；学习画画、练习书法，用一支笔抒发自己的痛苦，找到生活的乐趣。

在这个世界上，我们可以找到很多有意义、有趣的事情，它们可以帮助我们走出黑暗，走向光明。但最重要的是，一旦找到这样的事情，我们就要立刻去做，不要让拖延和懒惰毁掉自己的生活。

发现幸福、感受幸福

如果我们仔细观察身边人，便能发现一种奇怪的现象：每天做的事情差不多，下班后所面对的问题也相差无几，但不同的人对生活的态度完全不同。有些人觉得自己是个被上天遗弃的孩子，生活在痛苦和绝望之中；有些人却认为自己是幸福、自在的，这个世界对自己是公平、温柔的。究其原因，是后者拥有一双发现幸福的眼睛。

小美是朋友的开心果，因为无论遇到什么事情，这个娃娃脸的女孩都能展露笑脸。然而，朋友们都知道，她的家庭条件不好，父母还经常要求她给弟弟寄钱，而她一个人在大城市打拼，不知道吃了多少苦。

一天，小美和朋友们聚会。一个朋友对小美大吐苦水，说自己最近既被老板刁难，又和男友吵了一架，感觉所有人都在和自己作对。"小美，你能不能给我传授一点幸福的法则？我感觉自己快要被痛苦淹没了。"朋友向小美求助。

小美想了想，点开手机里的一个应用软件，说："这就是我的幸福秘方。"朋友好奇地凑上前，原来是一个记事类的软件，上面写着："今天犒劳自己一顿美食，大满足。""遇到了一只像驴的小狗，实在太可爱了。""表妹给我寄了一大袋家乡美食，现在嘴里都是甜的。"

朋友抬起头，疑惑地问："这是什么？""这是我的快乐记事簿。"小美回答，"我会把每天的'小确幸'写在这里面，睡前回味一下。这样一来，即便有不开心的事情，我也能感受到生活中的善意，自豪地说；'我其实挺幸福的。'"

学会发现幸福，感受生活中的善意，并主动释放自己的善意。让自己的心被幸福和快乐充满。这样一来，我们就能点亮自己心中那盏灯，驱散痛苦的阴云，照亮前方的道路，走进幸福的生活中。

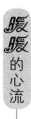
不怨天，不尤人

这个社会压力太大了！有人如是感叹。于是，他们抱怨工作，抱怨生活，抱怨社会，抱怨一切看得到、看不到的事物。他们本以为自己会得到平静，却惊讶地发现一切变得更糟了。等家人、朋友、同事都故意疏远自己时，他们才发现：不怨天、不尤人是一种智慧。

对某些人来说，抱怨如同盛夏时节的空调，数九隆冬的火炉。因为当自己被老板责骂、被同事刁难、感受到陌生人的恶意时，抱怨能使自己获得暂时的宁静，能抚平自己心上的皱褶。

"只要把对别人的怨气发泄出来，我心里就舒坦很多。"这些人如是说。的确，从心理学的角度来说，当人们受到精神上的伤害时，肯定会做出自卫行为，而抱怨是其中之一。而且抱怨往往能引起别人的注意，甚至能收获别人的同情，这对需要他人支持的人来说非常重要。然而，抱怨真的能让我们获得平静吗？事实上，它是一种"伤人一千自损八百"的行为。它不仅会降低我们对生活的积极性，还可能让我们招致他人的反感。

在同一批进入公司的新人中，主管对张坤的印象最好。这不仅仅是因为他优秀的学历和背景，还因为他是一个非常擅长沟通的人。不过一个星期，同事们都知道公司新来了一个热情、开朗的小伙子。"以后可以多给这个小伙子表现的机会。"主管心想。

然而，慢慢地，主管发现自己的判断似乎出现了问题。张坤待人的确热情、真诚，但他的所有能力似乎只体现在嘴皮子上。一次，主管交给他一个新项目，并告诉他老板非常重视该项目。几天后，主管去查询进度，惊讶地发现张坤还没有开始做。

"这是怎么回事？"主管严肃地问，但心里却想："这个项目太难，新人的确不容易掌控，我教一下他吧。"张坤说："主管啊，这个项目怎么这么难啊，我每天都看资料到凌晨，真是累死了……"张坤说了很多话，可说来说去都只是为表达一个意思：这个项目太难了。要是做不好，也不是我的问题。

"还没有做，就开始抱怨了。"主管心想。其实这个项目属于"跳一跳就能够着"的工作，并没有张坤说得那么困难。主管皱了皱眉，转身走开了。

一个月后，主管收到了张坤的成果：不如人意。他没说什么，却向老板表示自己短期不会给张坤其他重要的项目。后来，主管经常听到张坤的抱怨，大部分是对其他同事说的，如工作太难，客户太难伺候，自己没有足够的休息时间，等等。仿佛张坤不是来工作的，而是来当奴隶的。

一年后，和张坤同进公司的新人都取得了或多或少的进步，只有张坤在原地踏步。当人事经理委婉地向张坤表示辞退的意愿时，他还不知道问题出在哪里呢！

抱怨十分聪明，它披着友善的外表接近你，看似能平复你的负面情绪，实际上悄悄地拿走了你身上珍贵的东西，如责任心。在你为发泄怨气而感到满足的时候，亲人、同事、朋友却默默决定：以后要离他远一点，

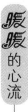

否则会被他的负面情绪影响。抱怨于人于己都没有好处。那么，我们应该怎么做呢？

珍惜已经拥有的幸福

有些人每天都要抱怨："我痛苦啊！"他们露出一副备受煎熬的模样，似乎此间不是人间，而是地狱。人生不如意之事十有八九，人们似乎已经习惯品尝生活的苦涩滋味。然而，生活中只剩下抱怨和苦痛吗？当你看完下面的故事，相信你会明白：人们不是找不到幸福，而是缺少一颗感受幸福的心。

今天，是小岚和大学室友聚会的日子。在吃饭的时候，小岚发现小米好像有心事。"怎么了？"小岚关切地问。"唉。"小米说，"我老公一点儿也不争气。前不久老板说要给他涨薪水，结果他弄砸了一个项目，这件事就泡汤了。现在孩子刚刚上学，以后花钱的地方肯定不少。这能不让我烦心吗？"

"没事，以后有机会的。"小岚和其他室友悄悄地交换了眼神。小米和她老公工作很不错，再加上长辈赠予的几套房，日常生活完全不需要担心。"我现在每天都在焦虑。"小米说，"还有我的孩子，现在竞争多激烈啊，他却不愿意好好学习……"之后，小米向朋友们抱怨了自己的孩子、婆婆、老板。小岚等人越听越烦，很快就结束了这场聚会。

回到家后，小岚给唯一缺席的室友小兔视频聊天。小兔在城市奋斗了几年，之后回到老家开了一个早餐店。"我好想你们啊！"看着小兔的笑脸，小岚觉得自己心中的烦躁似乎消退了。"你最近怎么样?"小岚问。"特别开心。我现在天天研究新的餐点，时不时更新我的菜单呢。现在最受大家欢迎的餐点是'猪肉蛋黄包'，我还想研发……"小兔向小岚讲述自己的"宏伟计划"，一点儿也没提到其中的辛苦。

"知足常乐嘛，我对现在的生活很满意。"最后，小兔对小岚说。听着小兔的笑声，小岚似乎对"幸福"有了更多的注解。

有些人生活优越，却将"抱怨"两字刻在脸上；有些人生活艰辛，却能从中发现快乐和欢愉。究其原因，是后者有一颗坚强、乐观、平和的心。有哲人说："苦海即是天堂，天堂也即是苦海。"如果我们想点亮心中那盏希望之灯，就要停止抱怨，学着发现、感受、珍惜身边的美好。

竭尽全力改变现状

很多时候，人们之所以抱怨，是因为眼前的一切不如意，甚至不公平。然而，抱怨无法改变现状，甚至会使一切变得更糟。想要走出这种怪圈，就要下决心改变。比如，如果你觉得公司待你不公，就努力提升自己的能力，做事尽职尽责，让上司看到你的闪光点。就算最后无法如愿，你也有选择其他公司的机会和能力。

想象一下，如果你的下属总是不停地抱怨：薪水不够理想，加班太过频繁，上司总是做出愚蠢的决定……那么，你会如何评价这个员工？你会给他更大的进步空间吗？进入社会后，挫折和困难似乎变成了我们的好朋友，有些人还会感叹"社会是不公平的"。然而，对于这些命运赐予的礼物，抱怨没有任何益处，只有认真地面对，并积极地改变，我们才有可能走入更宽阔的世界。

减少患得患失之心

没有人不想过逍遥自在的日子，享受"白日逍遥过，看山复绕池"的闲适。但有趣的是，很多人即便过上了清闲的日子，也无法让内心平静下来。因为他们整日为往日的错误遗憾，为当下发生的事情担忧。这种患得患失的态度，让他们无法享受生活，无法得到真正的安宁。

想要得到，害怕失去，这是人之常情。在瞬息万变的现代社会，有些人迫切地想要抓住一些东西，以证明自己的价值。在付出了诸多努力后，他们的确获得了令人羡慕的事业、爱情……但如果走近他们，我们便能看到他们脸上的担忧、紧张，甚至是恐惧。若是询问原因，则可能得到这样的回答："这些东西来之不易，我害怕失去它们。"

《论语·阳货》中有这样一句话："其未得之也，患得之，既得之，患失之。"没得到时担心得不到，得到后又害怕失去，这是现代人的通病。不少人埋首于工作中，只为获得一个展示自己的机会。可是当获得机会后，他们又瞻前顾后，担心自己无法完成任务，担心上司会改变对自己的看法和态度，结果白白浪费了机会。

谈起小倩，同学们都会佩服地说一声："她真厉害啊。"大学毕业后，小倩进入了一个小公司，薪水也不高。但短短几年，她就凭借着自己的实力跳槽到一个知名企业，薪水翻番。

同学们将小倩立为榜样，说要学习她的拼搏精神，但室友小云却发现了不对劲。每次聚会时，小倩总是一副心事重重的模样。若别人向她表示敬佩之情，她会皱着眉头说："这才在哪儿呢？这些都不值一提。"

一天傍晚，小倩给小云打电话，说想和她吃顿饭。小云赶到后大吃一惊，因为平日神采奕奕的小倩一副颓废的模样，连遮瑕膏都盖不住她的黑眼圈。原来，前几个月上司交给小倩一个大项目，并暗示项目完成后或许能给她升职。小倩兴奋极了，可随之而来的是焦虑、恐惧。她反复地研究项目，但还是担心自己出错。最终，小倩犯了一个小错误，虽然不影响全局，但小倩的升职就此泡汤。

"我拿到这个项目后就担心自己会出错，最后果然出问题了。"小倩重重地叹了口气，"上司肯定不会将重要的项目交给我了。"小云安慰道："人总会犯错，重要的是从中吸取教训啊。你在同龄人中是佼佼者，学习能力又强，上司一定会再次看到你的能力。"小倩摇摇头，眉头皱得更紧了。

我们身边总有这样一种人，他们就像被弓箭吓怕了的鸟，一点小动静就能让他们坐立难安。他们怀着一颗恐惧、焦虑的心生活，总是担心失去现在拥有的一切，无法走进幸福的生活。殊不知，这种患得患失的生活态度，反而让他们失去了生活的乐趣，让一切变得更糟。那么，我们如何减少患得患失之心呢？

放下得失，享受过程

很多人之所以放不下心、忍不住地担忧，是因为他们认为自己会失

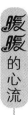

败，而且断定自己无法承受失败的结果。他们没有意识到，这种挫折感是他们想象出来的，是一种营造出来的幻境。想要走出这种幻境，最好的方法是将目光从遥远的未来收回来，而集中到当下的事情上。

如何让自己关注当下？试着让自己不做预设和判断，而是先做能够做的事情，全心全意地享受过程。也许一开始会很难，但一旦形成习惯，我们便能感受到专注带来的快乐。值得一提的是，当我们放下得失，以一种轻松、平和的心态处理事情，反而能得到理想的结果。

发现硬币的另一面

人的欲望就像一个深不见底的洞，无论向里面投入多少美好的东西，依旧能听到冷冰冰的回声："我还想要更多。"于是，有些人拼命地搜寻更多的东西，如果一旦失败，就失望、悔恨。他们一直都在追寻，在焦虑、苦恼，最后被深渊吞噬。而豁达自在的人，却从不在意得失，即使珍惜的东西被夺走，也能在失去中发现点点星光，找到生活的趣味。

苏轼被贬黄州之时，常常穿着布衣下地干活。他扛着锄头走在泥泞的乡间小道上，忍不住放声高歌，路人不知这是大文学家苏轼，小声地骂道："神经病！"苏轼却不以为然，笑道："这是好事嘛！"

一天，苏轼和友人聚会，很晚才回家。谁知他到了家门口，却怎么也叫不醒睡梦中的门童。面对鼾声如雷的门童和孤寂的月色，这位大文学家做了什么？他缓步走到江边，欣赏微波荡漾的江水，倾听江涛拍岸的声音。他想到自己当下的处境，不仅没有感叹生不逢时，还笑道："我愿乘一叶扁舟，泛舟江河，寄托余生！"

第二天早上，苏轼回到家中，对惶恐的门童点点头，然后提笔写下这首名篇:"夜饮东坡醒复醉,归来仿佛三更。家童鼻息已雷鸣。敲门都不应,倚杖听江声。长恨此身非我有,何时忘却营营。夜阑风静縠纹平。小舟从此逝,江海寄余生。"(《临江仙·夜饮东坡醒复醉》)

在某些人的价值观中,得到意味着成功,而失去意味着失败。殊不知,得到和失去犹如硬币的两面。如果我们能发现硬币的另一面,就能找到生活的乐趣,享受"行到水穷处,坐看云起时"的自在。

第三章　不良情绪的心理调适

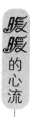

找到自信，离开嫉妒的漩涡

在负面情绪的海洋中，有一种情绪会趴在我们耳边说："你不够好，比不上别人。"这种情绪如同伤人的利剑，既刺向别人，也刺向我们自己。这种情绪就是嫉妒。嫉妒是一种普遍存在的情绪，给人带来的伤害极大。如何找到自信，摆脱嫉妒的禁锢，是我们需要学习的。

如果嫉妒会说话，它可能会愤愤不平地喊道："为什么你们都不愿意承认我的存在？"的确，很多人并不回避自己的负面情绪，能坦率地承认自己正在生气、紧张、焦虑，但他们大多不会说："我在嫉妒别人。"嫉妒，这个词听上去就十分可笑、愚昧，像一张狰狞恐怖的面具。但它却是一种普遍存在的情绪，就连大才子周瑜都曾感叹："既生瑜，何生亮？"

每个人都或多或少体验过嫉妒之情，但不是所有的嫉妒都会变成利剑。嫉妒可以分成三种层次：第一种是隐性的嫉妒，不会表现出来，也很少给人们带来伤害。比如，同事在工作中取得了成绩，你心中不太舒服，但这种情绪很快就消失了；第二种是显性的嫉妒，嫉妒之情会不自觉地流露出来，促使你故意攻击嫉妒的对象；第三种是变态的嫉妒。这是最严重、最可怕的嫉妒，会让人丧失理智，产生想要毁掉自己或他人的念头，给自己、他人带来难以磨灭的伤害，如自杀、谋杀等。

第一种层次的嫉妒是正常的，几乎每个人都会遇到，不需要太担心。

第二种和第三种层次的嫉妒则会严重地影响我们的生活，需要及时调节。在竞争越发激烈的现代社会，嫉妒出现的频率越来越高。如果我们任由自己被嫉妒推着走，那么总有一天我们会被它刺伤。

　　张华已经在公司待了十年，很受老板的器重。但最近他不太开心，因为进公司两年的小李风头正盛，有代替他的趋势。这种情况之前也出现过，只是他从没有放在心上。如今年岁渐长，技术水平却在原地踏步，危机感自然越来越重。就这样，聪明勤奋的小李成为张华的假想敌。

　　在公司其他人的眼中，张华是一个很不错的主管：技术水平过硬，为人又谦和。但最近，他们对张华的评价发生了变化："你说张经理为什么老让小李做无关紧要的事情？上次那个重要的项目，如果小李能够参与，也许我们就不会失败。""还有什么原因？肯定是嫉妒小李！"张华自以为做得很隐蔽，实际上几乎全公司的人都知道他的心思。

　　后来，小李主动辞职，去了另一家公司，很快就主持了一个大项目，并顺利从张华的公司手里抢走了客户。老板知道这件事情后，责问张华为什么当初没留下这样的人才，张华借口说自己眼光不好。老板严厉地说："你自己心里清楚真正的原因。作为一个老员工，你的问题不在于技术，而是心态。如果你一直如此狭隘，就早点退休吧！"张华听后如被浇了一盆冷水。

　　嫉妒就像心灵上的一剂毒药，使我们无法接受别人的成功，无法面对别人的优点，甚至做出辱骂、诋毁别人等不理智的行为，最后不仅伤害了

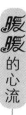

别人，也伤害了自己。那么，我们应该如何拨开嫉妒的迷雾呢？

发现自己的优点，找到自信

我们为什么会产生嫉妒之情呢？有研究显示，嫉妒的根源是不够自信。现代社会的竞争越来越激烈，有胜者，自然也有败者。失败的人看着被众人环绕的赢家，又想到自己的种种缺点，羡慕之情渐渐变成嫉妒之情。如果我们能找到自信，相信失败只是一时，告诉自己并不比对方差，给予自己力量，那么嫉妒也许会慢慢消失。那些习惯性自卑的人，可以试着在纸上写下自己的优点，并给自己积极的暗示。如果找不到自己的优点，可以寻求好友的帮助，让他们给予自己信心。

将嫉妒转变成向上的动力

如果我们对一个人产生嫉妒之情，有一点非常明确：对方在某些方面比我们优秀。与其费尽心思挖苦、贬低别人，不如化消极为积极，将对方变成自己的榜样，学习对方身上的优点，告诉自己："我一定能赶上甚至超过他！"

从进公司那天起，小花和小宁的关系就不太融洽，这不仅是因为小花的男友是小宁的前男友，还因为二人的工作内容相差无几，待遇也差不多。一年后，小花成为小组长，而小宁还在原地踏步。小宁心里非常不舒服，和朋友说："像她那种能力的人怎么会升职，可能有隐情！"其实，小宁非常清楚并认可小花的实力。

渐渐地，小宁不再向朋友辱骂小花，而是更加努力地工作、学习知识。当朋友问起时，小宁说："我不觉得自己比她差，我一定要超过她!"过了几个月,朋友又提起这件事,小宁笑着说:"我已经将这件事情忘记了,何必总去关注一个不相干的人呢?我现在只想好好工作,好好生活。"实际上,不久前,小宁因为出色的表情而受到了上司的表扬,上司还说要给她加薪。

一个优秀、强大的人带给我们的不会只有压力和自卑感,还可能是向上的动力和希望。如果我们将其看作学习的榜样,努力学习、勤奋工作,认真地充实自己,那么无论最后是否能超越对方,嫉妒之情也早就消失了。

第三章 不良情绪的心理调适

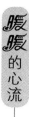

放下焦虑，收获内心的平静

在现代社会，焦虑成为人们身后一条无形的鞭子，催促人们早日进入更大、更好的公司，走进婚姻的殿堂，早日为子女的未来和父母的养老问题做准备。与此同时，焦虑成为残害我们身心的毒药，有些人甚至因此患上身心疾病。那么，我们应该如何摆脱焦虑呢？

皎洁的月亮高高的挂在天空上，城市被关上了灯，一切都静悄悄的。月光照进高楼，照亮了失眠的人的脸庞。城市已经入睡，但很多人却辗转反侧。他们或翻身起床，重新检查第二天要上交的计划；或用手不停地揉太阳穴，却没注意到自己紧皱的眉头。

如果心声能传达的话，我们或许能听到这样的话语："老板已经暗示年底要裁员，我会不会被裁？如果失去工作，我能不能找到更好的呢？""其他的家长都给孩子报了英语班，我也应该给孩子报一个班，但报班的费用又是个问题。""我不喜欢这个工作，但辞职后做什么好呢？""父母年纪越来越大，他们又在催我结婚，我要不要结婚呢？"

他们的烦恼各不相同，但如果要形容这些烦恼的话，"焦虑"一词肯定被反复使用。作为一个在社会中打拼的成年人，焦虑似乎已经成为自己随时能见到的朋友——它可能出现在会议室中、地铁上、床前……或许有人说，有压力才有动力。但他们没有意识到，如果每天都在焦虑中度过，那么自己很难发现生活的幸福，而且不必要的焦虑还可能成为不幸的导火索。

小月是一个风风火火的女孩，最喜欢说的就是："有困难，我就迎难而上！"她很优秀，进公司两年，每次业绩考核都是第一名，但她看上去并不高兴。每次同事们向她祝贺时，她都会严肃地说："我不能放松警惕，否则就会被别人追上。"

有一次，公司让小美负责一个重要的项目，并暗示完成后可能会给她升职。小美兴奋极了，但更多的是焦虑。她对朋友说："我每天晚上都睡不着，害怕出问题。""没事的，你……"朋友话还没说完就被小美打断："你不懂，我希望自己每一步都不出差错。"

但意外还是发生了，小美的助手弄错了一份文件，差点让大家的努力白费。虽然这个错误最后被弥补，小美还是非常不安，连续好几个晚上失眠。就像多米诺骨牌一样，一个错误出现后，又连续出现了好几个错误，而这其中也有小美的责任。项目结束后，老板对小美说："其实你这次表现中规中矩，就是太紧张、太焦虑了，你应该给自己放松一下，别把弦绷得太紧。"

很多人每天都在焦虑，担心自己未来的生活、工作、爱情，害怕自己一无所有。他们为过去遗憾，为未来忧心，独独忘记了珍惜当下。等到拥有的东西飞走后，他们又开始后悔、焦虑，进入一种恶性循环。人们需要给自己释放压力，放下焦虑，才能收获内心的安宁。那么，我们应该如何缓解焦虑呢？

学会顺其自然

每个人都希望自己过着安宁平静的生活，但命运却总和我们开玩笑，让我们品尝人生的苦涩。当生活遭遇意外时，有些人长吁短叹，用焦虑的

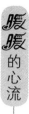

情绪对抗命运，结果节节败退，溃不成军。有些人不给自己设置精神枷锁，知足常乐，反而获得了命运的馈赠。

很久之前，一位国王外出打猎，发现了一只凶猛的猎豹。在与猎豹搏斗的过程中，国王失去了小指头。事后，国王召丞相入宫，说："我真是倒霉，竟遇到了这种事情。"丞相却说："陛下，也许这并不是一件坏事。要知道，一切都是最好的安排。"国王大怒，将丞相打入大牢。

不久后，国王再次外出打猎，却误入一个野人部落。野人部落捉住国王，准备在月圆之夜将其当作祭品，献给他们的神灵。国王本以为自己将葬身于此，没想到祭祀突然喊道："这个人少了一根指头，是不完美的祭品，不能献给神灵！"国王就此躲过一劫。

安全归来后，国王将丞相请出大牢，说："你说得对，失去小指头并不算坏事。"丞相说："上天总会做出最合理的安排。"国王笑着问："被关进大牢也是最合理的安排吗？""当然。"丞相回答，"如果我不被关进去，那么我就会跟着您打猎。如果我和您一起被抓住，那么我肯定会被送上祭坛。"国王听后大笑，说："你说得对！"

生活不可能一帆风顺，人生也不可能处处完美，与其将自己的目光放在不如意的事情上，带着一颗焦虑不安的心生活，不如顺其自然，乐观、积极地面对人生，在不完美的世界中找到生活的平衡点，得到内心的平静和安宁。

学会倾诉内心的烦恼和焦虑

在繁华的城市中，很多人戴着面具，面具上写着"我很好""我很坚强"等字眼。他们希望向外界展示自己光鲜亮丽的一面，想尽办法将自己的不安、焦虑隐藏起来。殊不知，即使他们什么都不说，焦虑不安的情绪还是通过他们的动作、表情传递出来。情绪就像流水，需要一个宣泄的途径，否则就可能给人们带来更大的伤害。

因此，焦虑不安的时候，我们可以向亲近的家人和朋友倾诉烦恼，说出自己的不安和焦虑。也许他们无法给出一个完美的意见，但他们的陪伴和安慰能够安抚我们那颗焦躁的心，让我们明白：自己并不是孤身一人。此外，我们还能通过写信、写日记的方式安抚情绪。

第三章 不良情绪的心理调适

纾解压抑，允许情绪被表达

当遭遇挫折、被巨大的痛苦卷席时，有些人将负面情绪压抑在心头，告诉自己"一切都好"，以换取暂时的宁静。但这种处理方式只会让人更加沮丧，甚至产生孤僻、自卑等心理行为。想要驱散心头的阴云，我们就要疏解压抑，允许情绪被表达。

在人生的漫漫长路上，我们不可避免地遇到风雨，经受打击。有些人勇敢地对命运说："我会打败你！"而有些人则默默地承受这些痛苦，让它变成心中解不开的结，并且自欺欺人道："一切都很好。"这就是压抑。

压抑不是一种情绪，而是一种处理负面情绪的方法，或许我们从很早开始就掌握了这种方法。小时候，父母板着脸对我们说："没用的人才会哭！"于是，我们将泪水偷偷地往肚子里咽，但痛苦和迷茫也随之留在了记忆中；长大后，我们带着笑脸走进人群，和同事、客户交往，释放自己的善意，扮演一个优秀的职员、同事、爱人……当夜深人静之时，不安和沮丧才会冒出来，吞噬我们的精神。

久而久之，我们内心出现了这样一个念头："痛苦、沮丧、恐惧等都是弱者的象征，我不能出现这些情绪。"因此，当被上司责骂、爱人指责、朋友疏远的时候，我们习惯性地露出笑脸，告诉自己"一切都好"。殊不知，一切反而变得更糟了。

"听说小希患上抑郁症了，这不是误诊吧？"今天是周一，公司应该笼罩在紧张的氛围中，此时职员们却聚在一起谈论与工作无关的事情，话题是患病的小张。在竞争激励的现代社会，"抑郁症"一词出现的频率越来越高。若是公司里出现抑郁症患者，也不算是奇闻。可让同事们迷惑不解的是，为什么小希会患上抑郁症呢？

在同事看来，小希和"抑郁症"没什么关系，因为他永远一副乐观、开朗的模样。无论面对无理取闹的客户，还是老板的责骂、同事的抱怨，小希总能将事情处理好，让人有如沐春风之感。当同事对他表示感激之情的时候，他也会笑着回答道："这是我应该做的。"

一个和小希要好的同事去看望小希，向他的妻子询问缘由。其妻子回答道："他对我和孩子很好，但我老是觉得不对劲。他什么事情都不告诉我，经常独自在阳台抽烟。有一次，他忍不住对我发脾气，没过多久就向我道歉，说工作上遇到了难事。可我问他有什么困难时，他又不说话了，直到我发现他偷偷自残……"小希的妻子告诉该同事，小希被诊断为"微笑抑郁症"。同事愣住了，心想：原来小希一直将痛苦藏在那张名为"微笑"的面具背后吗？

有些人为了更好地适应社会，主动戴上了"微笑"面具。但这种伪装出来的笑容不是发自内心的，而是一种不得已的伪装。他们内心真正的情绪，如失望、愤怒、悲伤等，则被压抑、隐藏起来，成为悲剧的导火索。那么，我们应该如何疏解压抑，为自己松绑呢？

告诉自己：负面情绪是可以被表达的

人们之所以选择压抑，主要是因为潜意识里认为负面情绪是不好的、

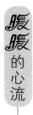

错误的，这和原生家庭、个性特征等有关。想要解开束缚在自己心头的绳索，第一步就是要告诉自己：失败、挫折是正常的，产生负面情绪也是正常的。

负面情绪就像渴望关注的孩子，想要安抚它，首先要看到它、感知它。比如，当我们产生嫉妒之情的时候，相比暗示自己"我一点儿也不在意这个人"，不如在日记本写下："这个人很优秀，我有点嫉妒他。"人无完人，负面情绪不会将我们推入万劫不复的深渊。它就像我们脸上的青春痘，虽然会给我们带来影响，但只要采取有效的措施，总有一天会从我们脸上消失。告诉自己"负面情绪是可以被表达的"，相当于迈出了与负面情绪告别的第一步。

在汗水中纾解压力

选择压抑负面情绪的人，通常很难将自己的苦恼说给别人听。那么，如何疏解来势汹汹的负面情绪呢？选择一项有利于身心的运动。无论是瑜伽、健美操，还是打篮球、拳击，运动中留下的汗水会代替泪水，抚平我们眉间的皱纹。

一个年轻人来询问智者："心爱的女孩成为别人的妻子，我特别痛苦，您能告诉我忘记这段情伤的方法吗？"智者说："你去河边挑四桶水，我就告诉你方法。"年轻人听后立刻行动。智者的家离河岸很远，年轻人费了好一番功夫，才完成智者的任务。谁知智者又说："你再帮我挑四桶水，我立刻告诉你方法。"年轻人心中不悦，却也没有拒绝，又挑了四桶水回来。

等将水桶放在智者面前，年轻人已经累得说不出话来。这时，智者问:"你要问我什么问题?"年轻人回答:"我时时刻都在受情伤的折磨,所以想……"说到一半,年轻人愣住了,因为刚刚挑水时,他暂时忘却了那件事情。而此时气喘吁吁地坐在地上,他心头也没有浮现那个女孩。智者笑着说:"我已经给出答案了。"

人是理性动物,所以习惯将不安和痛苦当作辩论对手,试图用逻辑来击退对方。这种方法有时行得通,有时却不起作用。如果我们无法说服自己,不如尝试用更简单直接的方式纾解压力。活动一下自己的身体,享受运动带来的轻松感。当我们满头大汗地坐在椅子上时,会惊讶地发现那些被压抑的情绪消失了。

寻求心理医生的帮助

古语有云:"冰冻三尺,非一日之寒。"如果我们从小就习惯压抑自己,将封闭内心当作一种常态,那么那些简单的宣泄方法,如运动、倾诉等,可能对我们不起作用。这时,与其自己承受痛苦,像案例中的小希一样患上抑郁症,不如积极寻求心理医生的帮助。心理医生会引导我们正视内心、正视现实,将那些被压抑在内心深处的情绪请出来,让我们有机会修复伤疤。虽然回溯失败、直面负面情绪很痛苦,但痛苦之后便是轻松和宁静。

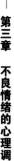

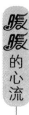

放过别人，就是放过自己

　　若是别人侵犯了我的利益，我便要针锋相对地予以还击。有些人将其当作处事准则。他们如同刚刚进入江湖的侠客，举剑刺向敌人，却在无意中弄伤了自己。维护自己的利益没错，但如果让仇恨成为人生的主色调，便会使自己受伤。

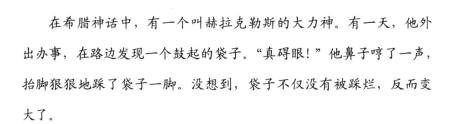

　　"以牙还牙，以眼还眼。"当我们受到伤害时，或许会在心中默念这句话。一旦对某人的恨意涌上心头，我们的道德防线便会失守——"无论付出何种代价，我都要他尝尝那种痛苦滋味！"如果你时常产生这种情绪，请看一看下面这个故事。

　　在希腊神话中，有一个叫赫拉克勒斯的大力神。有一天，他外出办事，在路边发现一个鼓起的袋子。"真碍眼！"他鼻子哼了一声，抬脚狠狠地踩了袋子一脚。没想到，袋子不仅没有被踩烂，反而变大了。

　　"怎么回事？"赫拉克勒斯更加生气，又踩了一脚。谁知，袋子变得更大了。"这是你自找的！"说完，赫拉克勒斯举起铁棒，用力地挥向袋子，以他的力气，可能石墙都能被砸坏。然而，奇怪的事情发生了：袋子"嘭"的一声鼓了起来，像一座小山。

　　赫拉克勒斯终于意识到不对劲，他决定放过这个无辜的袋子，但对方却不愿意放过他：袋子挡住了来路。"哎呀，我还有事情要办！"赫拉克勒斯一筹莫展。这时，远处走来一位圣者，询问道："年轻人，你有何事？"赫拉克勒斯将来龙去脉说了一遍。圣者听后笑道："此袋名为'仇恨袋'，如果你主动招惹它，它便会不停地膨胀，誓死与你对抗。""有什么解决办法吗？""很简单，不要再去招惹他。"

赫拉克勒斯拜谢圣者，转身寻找其他的道路。过了一会儿，袋子恢复了原来的大小。

"既然你伤害了我，那我也要让你痛苦。"这是人们在仇恨的驱使下最爱说的话。有些人认为，复仇能让人获得平静，得到重生。殊不知，当他们邀请仇恨入驻自己的生活时，双眼已经被蒙蔽。你推了我一下，我自然也要回敬一脚。你踩了我一脚，我则要扇你一巴掌……冤冤相报，恨意永远没有止息的一天，生活也很难回归平静。那么，当我们被仇恨折磨的时候，应该怎么做呢？

学会宽容，小事化了

一件小事就能引发一场斗争，这听上去离奇，实际上在生活中很常见。比如，在地铁上被人踩了一脚，而对方认为自己无须道歉，则会引发口角；两车剐蹭，一位司机一下车就破口大骂，另一位司机气不过，二人演化成肢体冲突；某位同事抢了你的功劳，你则故意在工作中给他使绊子，二人从此结怨。

生活中，我们难免和他人发生矛盾和争执。我们自然要为自己的合法权益据理力争，但请警惕：不要让仇恨在心底滋长。如果对于这些小矛盾，我们能用一种更智慧的方式去处理，能够学会宽容和谅解，那么我们

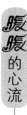

就能够收获更多的朋友，走进更宽阔的天地。

放过自己，迈步前行

"心上的伤疤时时提醒我：不要放过他。"当被人劝说选择宽恕的时候，有些人可能会如此作答。的确，世界上没有真正的感同身受，一个没有见过黑暗的人无法真正理解那些沉沦之人的痛苦。然而，选择宽恕，不是为放过他人，而是为放过自己。让自己从过往的痛苦和迷茫中走出来，怀抱希望走进人生另一篇章。

除夕夜，张璐接到了好友李洁的电话。"新年快乐！"电话那头的朋友听上去那么开心，仿佛前不久那个失魂落魄的女孩已经成为过去。第二天，张璐再次拨通了好友的视频聊天。她们聊了很多，说起了大学时的囧事，也谈到了对未来的规划和向往。最后，张璐问李洁："你真的放下他了吗？"

张璐口中的"他"便是李洁的前男友。李洁和这个男孩在一起六年，感情一直很好，前不久发现男孩早就喜欢上了别人，还经常用李洁的钱给另一个女孩买礼物。"为什么？"知道这件事后，李洁愤怒地问。"喜欢就是喜欢，没有理由。"男孩轻飘飘地留下了这句话，随即在李洁的生活中消失。

在最开始的那段日子，李洁像换了一个人一样，日夜搜寻男孩和另一个女孩的踪迹。一旦找到就上门闹，"我要好好地和他算一笔账，让他把该还的都还回来！"这是李洁的说辞。但男孩声称那些钱都是赠予，厚颜无耻地让李洁"滚"。李洁更加生气，她发誓要让男孩付出代价。她时不时去男孩和另一个女孩的公司闹，最终成功地逼迫二人辞职，但她自己也因旷工次数过多而失去了工作。"狗咬了你，你要去咬狗一口吗？别弄得一嘴毛。"张璐曾如此劝告李洁，但李洁只是说："我要让他们付出代价。"

听到张璐的问题，李洁愣了愣，随即笑道："算是吧。前不久我逛街时远远看见他们，二人有说有笑，看上去特别幸福。听朋友说他们找到了新工作。我再看看自己，失魂落魄，工作也丢了。那时，我才意识到：人家根本就没有把我当回事，即便我像个疯子一样吵闹，他们也不会有任何影响。我还没有'复仇'成功，自己先疯了。所以，我决定放下这件事情，认真地经营自己的生活。"

仇恨是毒药，能够迷惑心智、吞噬精神。在它的驱使下，人们会做出很多意想不到的事情，最后使自己坠入深渊。我们要学会放下仇恨，去经营自己的生活，去学习更多有趣的知识，遇见有意思的人，走进更广阔的世界。到那时，仇恨就会像烟雾一样消散。

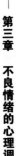

第三章　不良情绪的心理调适

改变心态，容纳不完美

　　白岩松说："想要毁掉一个人，就让他追求完美和极致。"有些人一生都在追求完美，希望爱情、事业圆满，却一直没发现所谓"十全十美"是镜中花、水中月。"人有悲欢离合，月有阴晴圆缺，此事古难全。"容纳自己的不完美，才能收获真正的快乐。

　　《道德经》中说："大成若缺，其用不弊。大盈若冲，其用不穷。大直若屈，大巧若拙，大辩若讷。"意思是：天下最完美的东西看似有所欠缺，但它的作用不会衰竭。天下最充盈的东西看似空虚，但它的作用不会穷尽。天下最笔直的东西看似弯曲，最灵巧的东西看似笨拙，最卓越的辩手看似木讷。

　　老子认为，水满则溢，月满则缺，想要将事情持续下去，则一定要留有余地，给自己创造进步的空间。如果一直处于进无可进的状态中，那么总有一天事情会向着反方向发展。然而，很多人并不知道这个道理。他们固执地追求完美，最后与幸福擦肩而过。

　　在竞争激烈的现代社会，人们认真地工作、学习，只为了让自己看到更宽阔的天地。可能有人会疑惑："尽力追求完美是一种错误吗？难道我只能当一条'咸鱼'？"追求完美并没有错，但可怕的是世界上没有绝对的完美，只有相对的完美。很多人付出所有，只为摘取那颗名为"完美"的星星，却从未成功过。完美带给他们的不是希望和热情，而是失落感和挫败感。

虽然杰森能力出众，但员工们都不太喜欢这个主管。"他总是想控制我。"一个员工说，"经常问我最近看了什么书，有没有学一门新技能的计划。天呐，虽然我也想提升自己，但也不需要有人拿鞭子抽我！""而且他一点儿也不信任我们。"另一个员工说，"上次我独立负责一个项目，他每天都要问我进度，我又不是小孩！"

老板察觉到了员工对杰森的不满，委婉地提醒他："你要放轻松，不要像教导主任一样盯着自己的下属。""我还不是为了团队。"杰森严肃地说，那语气像极了班主任，"我希望他们都能进步，做到最好。"

"做到最好"是杰森的口头禅，他不仅如此要求下属，对自己也是如此。他是公司最勤奋、努力的员工，就像一台永动机，不知疲惫地工作。只要分到他手上的项目，他都会保质保量地完成，而且会提前一两个星期完成。当然，他的下属只能和他一起加班。

有一次，一个重要的项目完成后，杰森连续一个星期失眠。无奈，他只好去看医生。医生诊断他患有神经衰弱，而且心理状态很不稳定。医生劝他给自己放个假，好好休息一下，他回答道："不行，如果我休息，我的下属肯定会偷懒。我不允许那些家伙毁掉我的一切！"

有些人认为："世界上没有最好，只有更好。"他们攀登上一座高山，又马上给自己寻找另一座更高、更陡峭的山。他们常常会给自己设定一个难以实现的目标，将能否达到目标当作判断自我价值的标准。一旦失败，

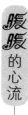

便将枪口对准自己，不停地苛责，甚至侮辱自己。无论他们做出多大的成就，都无法感到快乐，因为他们从内心就不认可、接纳自己。那么，这些人如何摆脱内在限制，坦然地容纳自己的不完美呢？

发现不完美中的美

把"完美"当作人生准则的人，首先要认识到世界上没有绝对的完美，不管是自己还是他人。客观、理性地审视自己，认识到自己身上的优点和缺点，才能树立更合理的目标，避免自己陷入恶性循环中。

与其追求永远都够不到的星星，不如将注意力放在"我能做什么"上。认真地想一想自己的优点，试着去干一些力所能及的事情，并把注意力放在当下。相信不需要很长时间，我们就能体会到满足感，发现不完美中的美。

批评意见不意味着指责

拥有完美主义倾向的人，往往无法接受他人的批评。一旦别人说"你这里做得不太好"的时候，他们便像被踩住尾巴的猫，瞬间进入防御状态，并列出数条理由为自己辩解。因为在这些人看来，他人的批评是一种攻击性行为，对方正在否定自己的价值。

"我知道了，你别再说了！"安妮一边说，一边狠狠地砸了一下键盘。同事叹了一口气，为难地说："这是客户反馈的意见，我只是负责转达给你……""我知道，我知道。"安妮不耐烦地说，"可客户一点也不了解项目，只知道瞎指挥，真烦人！""其实，我觉得客户说的也不无道理。"同事将这句话咽了下去。

另一个同事安慰安妮："别生气了，好好干活，下班后我们去看电影啊。"安妮烦躁地说："我没有心思干别的。客户这样说，明摆着说我能力不行啊，我咽不下这口气。"同事愣住了，心想：这件事和能力有什么关系呢？

我们应该学会正确地看待批评。如果是因为自己做错了事情而被别人批评，那么我们应该承担责任、承认自己的错误。只有坦然地面对自己的不足，从错误中吸取经验教训，才能得到真正的成长；如果别人只是给出善意的建议，也不要急着反驳，应该勇于反思，有则改之，无则加勉。

对比付出的代价和收益

追求完美并没有错，但执着地追求一个不切实际的高目标，只会耗费我们的精力和时间，得不偿失。因此，我们可以试着在纸上列出追求完美所需要付出的代价和收益。对于那些一时间难以攀登的山峰，我们会发现攀登过程中所付出的代价远远多于最后的收益。如果我们能意识到这一点，那么在人生道路上的困难会少很多。

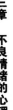

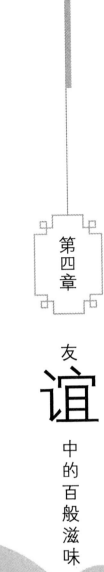

第四章

友
谊
中的百般滋味

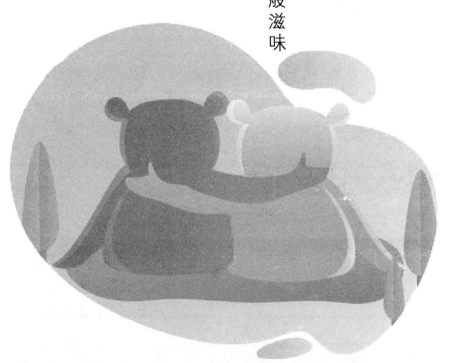

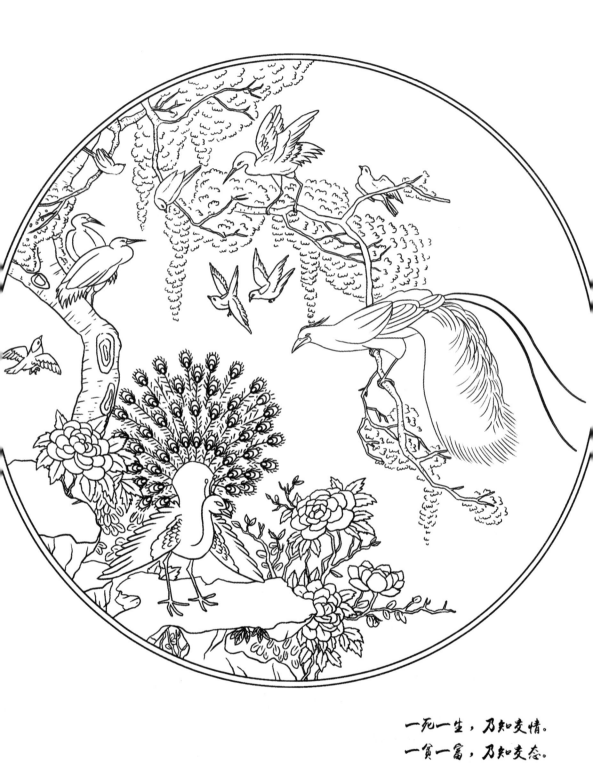

一死一生，乃知交情。
一贫一富，乃知交态。
一贵一贱，交情乃见。

保持双方支出的平衡和对等

社会心理学家霍曼斯曾说："人际交往在本质上是一个社会交换的过程，即相互给予对方想要的。"简而言之，人际交往就像坐跷跷板，如果想要保持一种和谐的关系，就不能让人情的"跷跷板"失衡，而应该保持双方支出的平衡和对等。

如果你坐过跷跷板，你一定知道这种游戏的乐趣在于高低交错，即双方轮流感受位于高处的快乐。如果有一方说"我只愿意在高处，不愿意往下压"，那么他很可能失去同伴。人际关系也是如此，和谐的关系需要双方共同维持，保持支出的平衡和对等。

然而，我们常常看到这样的人：他们总是将自己的感受、兴趣等放在首位，永远站在自己的角度思考问题。即便别人将一颗真心放在他面前，他也视若无睹，就像坐在高处的孩子，冷漠地问："你的感受和我有什么关系？"坐在高处的感觉的确很不错，但没有人愿意永远站在低处看着你。一个以自我为中心、习惯索取的人很难交到真正的朋友。

说起张越，邻居都会竖起大拇指："真是个聪明孩子！"张越16岁考上名牌大学，出国留学了两年，回来后顺利进入一家五百强企业，薪水可观。他就像小说中的男主角，被上天眷顾，过得顺风顺水。邻居们经常对自家孩子说："你要向张越学习，要向他多请教。"

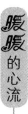

然而，附近的年轻人都不愿意和张越交朋友。"张越太优秀了，附近的孩子都嫉妒他。"有些长者如是评价。

一天，张越提着大包小包回家看望父母。在单元口，他遇见了邻居张阿姨，对方一边夸他孝顺，一边帮他把东西提上楼，累得满头大汗。几天后，张越遇见正在搬重物的张阿姨。张阿姨累得气喘吁吁，身上都是灰，但还热情地向张越打招呼："出去啊。"只见张越皱了皱眉，冷漠地回了一句："嗯。"之后小心翼翼地绕开张阿姨，头也不回地走了。

回家后，张阿姨对家人感叹道："张越那孩子，挺不懂礼貌的。"张阿姨的儿子听后说："他一直都是这样。上次他和女朋友出去玩，借了我朋友的车。后来，我这个朋友想向他咨询出国留学的问题，他以工作太忙拒绝了。高才生又如何？没有人愿意和自私的人交朋友！"

每个人都会为自己考虑，但如果只顾自己的利益，而不顾别人，就会让我们成为孤家寡人。有意思的是，有些人觉得自己与"自私"没有关系，却经常做出让人际关系失衡的事情。究其愿意，是这些人缺乏社交技巧，不懂得如何使人情的"跷跷板"恢复平衡。那么，我们在人际交往中应该注意什么呢？

学会感恩，学会付出

如今，很多人都是独生子女。小时候，他们是家庭的中心，家长会在自己的能力范围之内尽量满足他们的要求。在成长的过程中，他们的身体情况、学习情况、心理状态，都是家长最关心的问题。有些家长常说："你好好读书，有什么需要就告诉我。"长大后，家长也没有停止付出——有能力的家长会给孩子准备婚房。于是，有些独生子女习惯被照顾、被呵护，他们很少主动地付出爱、给予爱。在人际交往的过程中，他们虽然能看到别人的付出，但只会在心里默默感动，而很少想到主动去做些什么。

当然，这不仅仅是独生子女的问题。无论如何，我们要意识到"对等"在人际关系中的重要性，要让人情的跷跷板轮流翘起来。如果看到了别人的付出，就要学会珍惜别人的心意，并在合适的时候释放自己的善意。这一切看似复杂，实则简单——别人给你拿快递，下次请对方喝咖啡。学会礼尚往来，懂得站在别人的角度想问题，人际关系就不会轻易失衡。

平等地对待每个人

平等，这两个字说起来简单，实则复杂。我们常常能看到这样的现象：因为对方的职位比自己低，就盛气凌人；因为对方的学历不如自己，就趾高气扬；因为对方品位不如自己，就冷嘲热讽。很多人虽然嘴上不说，却把"不平等"融入了日常生活中。实际上，无论学历高低、薪水和经验多寡，每个人的人格都是平等的。学会尊重，才能收获真正的朋友。

经理辞职后，张威就一直很紧张。因为无论从经验还是能力上看，自己都是最有可能接任的人。然而，几周后，总公司直接委派了一个女孩。对此，张威很不服气，因为女孩很年轻，经验也不够丰富。

张威委婉地向老板表达了自己的不满。老板说："总公司做出这样的决定，肯定是有原因的，你要向对方学习啊。"张威开始观察新

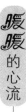

来的经理，发现对方不仅业务娴熟，还颇得人心。想起之前大家抱怨自己的情形，张威疑惑地想："问题到底出在哪儿呢？"

又观察了几天，张威找到了原因：新经理对每个人都很尊重，无论是保安、清洁工，还是刚入职的实习生。她能记住每位职员的名字，也不随意差遣别人。想起之前自己轻视、嘲笑下属的情形，张威终于知道自己和对方的差距在哪儿了。

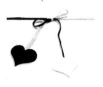

每个人都渴望得到尊重。如果我们依仗自己的优势去嘲笑、欺辱别人，不给予别人应有的尊重，那么我们很难获得真正的朋友。因此，在人际交往中我们不能只顾着抬高自己，让自己坐在高高的"跷跷板"上，而应该平等地对待身边的每一个人，尊重他们的人格、习惯、兴趣、隐私等，维持人际关系的平衡。

邻里效应：近水楼台先得月

"近水楼台先得月，向阳花木易为春。"有些时候，物理距离的接近，能够增加成功的概率。人际关系也是如此，双方见面机会和交流次数越多，彼此的心理距离也越接近，更容易产生亲密感。因此，如果想要拉近或保持和某人的关系，就要多沟通和交流。

中国有句俗语："远亲不如近邻。"这是因为邻里交流的机会比较多，彼此熟悉；而远方的亲人交流的机会少，时间一长，关系难免生疏。心理学家将这种现象称为"邻里效应"。现实生活中不乏这种现象：在校园里，人们更容易与同桌、室友成为朋友。如果对方经常找自己聊天，那么感情会更加亲密；在职场上，工位离得越近，成为朋友的概率也越高。

20世纪50年代，美国三位社会心理学家为研究"邻里效应"做了一个有趣的调查。他们拜访了麻省理工学院17栋已婚的学生的住宅，询问他们："在这个社区里，你最常交往的邻居是谁？你觉得和哪一位邻居的关系最亲密？"这些住宅都是两层楼房，每层可以住5户人家。当一户人家搬走后，学校随机分配名额。也就是说，新的住户无法选择自己住在哪一栋、哪一间，他们很可能从未见过自己的邻居。

然而，调查显示：在同一层楼里面，与相邻住户交往的概率是

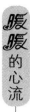
41%，隔开一户后这个数据变成了 22%，隔开三户后数据变成了 10%。也就是说，物理距离越接近，人们交往的概率就越大，关系也越亲密。

为什么人们喜欢和自己的邻居交往呢？概括来说，有这两方面的原因。第一，大部分人都希望生活在和谐、安乐的生活氛围中，其中也包括和邻居和谐相处。因此，很多人会主动向邻居释放善意，尽量避免和邻居发生冲突，这为和谐的邻里关系打下了基础；第二，在人际交往的过程中，人们倾向于用最小的代价获取最大的利益。相比和距离遥远的亲人、朋友交往，和邻居友好相处所花费的时间和精力要小得多。如果几分钟的交谈、几次互赠礼物，就能让自己熟悉邻居，了解对方的习惯、兴趣，获得安全感，何乐而不为？我们已经知道什么是"邻里效应"，那在人际交往中需要注意什么呢？

主动地和他人接触

有人曾说："如果你爱上一个女孩，请不要经常给她写信，因为她会对邮差产生好感。"这句话虽然有玩笑的成分，但有一点很正确：如果你想要与他人建立亲密的关系，就要主动地和对方接触，不要因羞怯而错失一段珍贵的感情。

张洁一直都很崇拜同班同学李珍，李珍发表的每一篇文章，她都会认真阅读，有时甚至会写下读后感。从那些文章中，张洁看到了李珍丰富多彩的内心世界，她很想和对方成为朋友。但因为天性羞怯，张洁一直没有勇气和李珍搭话。仅有的几次对话，也是询问教室、上课的时间之类。

大学毕业后，同学们各奔东西，张洁也没有李珍的音讯。几年后，张洁负责一个项目，惊讶的是客户委派的代表正是李珍。之后，二人经常联系，关系越来越亲近。一次，李珍对张洁说："我一直以为你是个'高冷'的人，没想到这么热情，说话也很有趣。大学时我还以为你讨厌我，因为你对我总是冷冰冰的，看上去不愿意多说一句话。"张洁大吃一惊，没想到自己的行为会被如此曲解，要是没有与李珍重逢，她很可能会错失一个珍贵的朋友。

与人交往既困难又简单。困难是指在交往的过程中，我们需要真诚、热情地对待别人，要尊重他人的性格、兴趣、隐私，要学会为他人考虑，不把自己的意志强加到他人身上；简单是指一个简单的问候、几句真诚的关怀，就能开启一段友谊。

与人交往也要有度

心理学家发现，人与人之间亲密程度和交往频率呈倒 U 曲线。也就是说，虽然主动联系能拉近彼此的关系，但如果交往太过频繁，可能会招致他人的反感。与人交往要把握好度，既要保持和谐融洽的氛围，又要给彼此独立的空间。

张然和李薇是闺蜜，感情深厚。然而，最近一段时间，张然几次三番地被李薇拒绝。无论是吃饭的邀请，还是视频聊天的提议，李薇只有一个回答："不。"张然感到很疑惑："闺蜜出事了吗？"她急匆匆地赶到李薇家，发现对方正在家中睡觉。

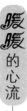

张然既迷惑又气愤，问："你遇到什么事情了？"李薇说："我前一段时间辞职了，想好好休息一下。""为什么不告诉我？"张然有一种被无视的感觉。"我只是想自己一个人冷静一下。"听到闺蜜的回答，张然更气愤了："以前我们无话不谈，现在怎么变生疏了？"李薇叹了一口气，回答道："就算是好朋友，也有自己的秘密啊。我只是想好好休息一下，你别管我了。"张然很委屈，不明白为什么对方不接受自己的关心。

有这样一个故事：两只刺猬想互相取暖，便紧紧地抱在一起，谁知背上的尖刺给对方带来了伤害。它们不得已分开，但又发现离得太远又感受不到对方的温暖。于是，它们不断调整位置，最终发现只有保持合适的距离，才既能取暖又能相安无事。

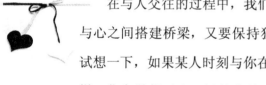

在与人交往的过程中，我们既要主动了解对方的性格、兴趣等，在心与心之间搭建桥梁，又要保持独立的空间，给予自己和他人一份安全感。试想一下，如果某人时刻与你在一起，说的话、思考的事情都与你一模一样，你会觉得开心，还是有种难以言喻的窒息感？主动沟通、张弛有度，我们的人际关系会更加和谐。

不要用自己的喜好衡量他人

有些人总不自觉地将自己的喜好、感情、个性、情绪等投射到他人身上，认为他人一定有和自己相同的特性，甚至试图用自己的想法影响他人。心理学家将这种现象称为"投射效应"。那么，投射效应的作用是什么？对我们有何启示？

投射效应是什么？你看完这个故事就明白了：有一天，苏轼去拜访好友佛印。离别时，苏轼玩心大起，说："佛印大师，你在我眼中就像一堆狗屎。"佛印听后一点儿也不生气，笑道："你在我眼中犹如一尊金佛。"苏轼回家后向妹妹讲起此事，言语中颇为得意。谁知苏小妹听后大笑，说："哥哥，你这是聪明过头了。佛家讲求'佛心自观'，就是你觉得自己是什么样的人，别人在你眼中就是什么样。佛印心中有佛，看你自然就像一尊佛。那你呢？"苏轼听后羞愧不已，立刻找到佛印道歉。

故事中的"佛心自观"，便能很好地解释投射效应。在与人交往的过程中，人们总会不自觉地认为他人有与自己相同的特质，把自己的经历、观念、情绪投射到别人身上，甚至认为别人也应该知道自己心中所想。比如，天气转凉，虽然孩子再三强调自己不冷，但父母还是会翻出一件衣服，要求孩子穿上；一个喜欢说谎话的人，常常怀疑朋友们言不由衷；等等。

投射效应有三种表现形式：第一种，相同投射。当与人相处的过程

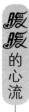

中，人们常常主观地认为对方和自己有相同的兴趣、看法等，将对方当作自己的影子。比如，当自己发现一个精彩的电视剧后，理所应当地认为好友一定也会喜欢；第二种，愿望投射，即把自己的主观愿望强加到别人身上。比如，家长将自己的愿望强加于孩子，并认为这是"为了孩子好"；第三种，情感投射。人们对于喜欢的人，常常更容易发现对方身上的优点，更愿意称赞对方；而对于讨厌的人，则越来越厌恶，越来越容易发现对方身上的缺点。

这种"以己之心，度人之腹"的心理现象，会让我们远离事实的真相，对他人的行为做出错误的判断，甚至会失去朋友。那么，我们应该注意些什么？

客观地认识自己

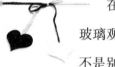

在认识世界的过程中，很多人误以为周围是透明的玻璃，自己正隔着玻璃观察外面的世界。实际上，他们周围是四面光滑的镜子，他们看到的不是别人，而是自己。

正如一个冷漠的人不相信人情，一个自私的人认为世界上不存在无私的帮助，一个善良的人很少防备周围人一样，人们眼中的世界往往是其内心的映射。如果我们能发现这一点，那么在与人交往的过程中会轻松很多。

张白是一个活泼开朗的女孩，有很多朋友，但让她苦恼地是，朋友最近经常说："张白，你太喜欢揣测别人想法了！"张白不解，认为自己只是想得比较多，说得比较多而已。

有一天，张白约好友小柳出去玩，谁知小柳一直没有回信息。张白又开始胡思乱想："上次出去玩没有叫小柳，她是不是生气了？肯定是生气了，所以这些天很少和我联系。"不久后，小柳回复："周末有事情，就不出去了，下次再约吧。"张白一看心中大呼"果然"，便旁敲侧击："你不开心？""对我有意见了？"无论小柳如何解释，张白都不相信。

最后，张白说起了上次出去玩的事情，并向小柳表示了歉意，小柳却说自己根本没有把那件事放在心上。最后，小柳给张白打电话，说："你这个人什么都好，就是太喜欢把自己的想法强加到别人身上了。我并不在意这些，但你很在意，是吗？"

张白听后愣住了，的确，她之所以喜欢交朋友，是因为想从朋友身上获取安全感。一旦朋友对自己冷淡，她就有种被抛弃的感觉。原来，自己不停地哄小柳开心，只是为了安抚内心不安的自己。

有些人之所以无法与人正常交往，不是因为缺乏社交技巧，而是缺少正确的自我认知。他们看不见真实的自己，而选择将内心的迷茫、焦虑都投射到他人身上，用错误的方式进行社交，最后致使社交失败。因此，在给别人下定义之前，我们应该认真地审视内心，问一问自己是否将情绪、好恶等投射到他人身上。当我们无缘无故地厌恶某人时，也可以想一想：自己身上是否有和他一样的特质。客观地认识自己，能帮助我们驱散迷雾，看到真实的世界。

不要轻易给别人下定义

在信息碎片化的时代，有些人习惯在三五分钟内给某个人或某件事下定义："好人""坏人""值得学习的""让人厌恶的"。这种方式的确能节约时间，但也让我们和事情的真相擦肩而过。在社交的过程中，这种快餐式

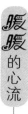

的交流方式可能让我们深陷主观臆断中，得出错误的判断。

比如，你看到一个狼吞虎咽的人，就认为他"没有素质"，殊不知他刚刚下班，一整天都没吃东西了；看到一个收入可观的人天天吃方便面，就说对方"吝啬"，殊不知他把大部分工资都寄给了父母。想要走出认识的误区，真正了解他人的内心世界，我们要试着把社交的节奏放慢，深入了解后再做出判断。

建立边界，不把喜好强加于人

和朋友分享有趣的事情是一种乐趣，但如果想当然地认为朋友和自己喜好一致，甚至将自己的喜好强加于朋友，那就会使人际关系失衡，让事情朝着相反的方向发展。比如，我们喜欢的明星、电视节目、运动，朋友不一定感兴趣。要是以友谊之名强迫朋友陪自己追星、追剧、做运动，会让这段关系变得紧张。

每个人都需要有自己的空间，不侵犯他人的边界，尊重他人的性格、兴趣、选择、隐私，才能让我们得到更加和谐的关系。

别做一毛不拔的"铁公鸡"

有些人希望自己能戴上"精明"的帽子，于是处处算计，不愿意多付出一厘一毫。最终，他们如愿地获取了最大利益，却失掉了人心。他们孤独地走在人生长路上，迷茫地问："我的朋友们都去哪儿了呢？"想要感受到友谊的温暖，我们就不能做"铁公鸡"。

这个社会上有很多"聪明人"。这些人算计着手中的一切，时刻都在思考如何让自己的利益最大化。他们就像一头守在洞窟的龙，虽然已经拥有了很多东西，但还不满足，只想让自己的"小金库"更加充盈。

他们对朋友也是如此。交朋友之前，要认真地审视对方的背景、身份，思考对方能给自己带来多大的利益。在和人交往的过程中，他们"无利不起早"，如果对方能给自己带来好处，则变得殷勤；反之则漠然。无论如何，想要从他们身上得到物质支持和精神支持，几乎是不可能的事情。他们认同"人性自私"这一观点，认为自己所做的一切都是合理的。

不得不说，这些"聪明人"都很擅长伪装自己，总能表现出一副友善、谦虚的模样。但有趣的是，即使最愚笨的人也能识破他们的伪装，将他们踢出自己朋友的队伍。这是为什么呢？

刚认识张帅的时候，王磊经常感叹："这个新朋友的修养太好了！"在脾气暴躁的王磊看来，无论何时都能保持平静的张帅简直是

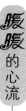

自己的偶像。更何况这个偶像还经常夸赞自己，这段友谊因此变得更牢固。王磊是个大方的人，每次张帅请他帮忙，他都尽力去做，即便有些事情对自己来说有点难。

王磊常说："为了兄弟，两肋插刀又何妨！"但渐渐地，他发现张帅不值得自己"插刀"。一次，王磊的公司出了问题，急需资金周转。当他打电话向张帅借钱时，对方却慢悠悠地说："我真为你忧心，但是最近手头上有点紧，实在拿不出闲钱。这样吧，我有个专门借钱的朋友，能解你的燃眉之急，但可能需要一点利息。""那就算了，我找别人帮忙吧。"王磊心中不满，挂断了电话。

这件事过后，王磊和张帅的关系生疏了很多。一次，王磊和朋友聊到这件事，朋友说："你不知道吗？张帅经常介绍急需用钱的人给他的朋友，估计也能得到一笔费用吧。"王磊大吃一惊："他不像这种人啊。"朋友不屑地说："他只是装出一副讨人喜欢的模样，但这种伪装又能欺瞒多久呢？"

社交本质上是心与心的交流。一颗冷漠、吝啬的心，即便被丝绒包裹住，也无法让人产生亲近感。人与人之间的交往，看似复杂，实则简单，即互相帮助，互相支持。如果只有某一方付出，那么这段感情总有一天会宣告结束。不做一毛不拔的"铁公鸡"，我们才可能感受到友谊的温暖。

少一点计较，吃亏也是占便宜

与朋友一起吃饭，饭后可以计算每人应该支付的费用；和朋友一起做生意，能够根据出资比例计算出各人分红。关系再亲密的人，也要在钱财方面算清楚账目。但是在一段感情中，我们要如何计算各人的付出，并进行合理的分割呢？礼物有其价值，但心意无价。雪中送炭的情谊，未必比不上一个名牌包。因此，在感情中斤斤计较是一件极其愚蠢的事情，它只会让我们忽视身边珍贵的事物，让事情变得更糟。

　　小娇是一个特别缺乏安全感的女孩，她害怕自己在一段关系中得不到对等的爱，所以事事计较。比如，如果她陪朋友聊了一个小时，那朋友下次也要空出一个小时陪她；如果她给朋友买了一个贵重的生日礼物，那朋友也必须记住这份心意，并在合适的时候做出回应。

　　前几天，小娇和好友小潘闹翻了，起因是小潘忘记了和小娇的约会。"我连续加班半个月，实在太累。那天我睡过头，把这件事情忘记了，是我不对。"小潘说，"可无论我如何道歉，小娇都不愿意原谅我。"

　　知晓前因后果，朋友们便去劝小娇，谁知小娇冷冰冰地说："我已经把他拉黑了，就当没有交过这个朋友。""不用这么严重吧。"一个朋友说。小娇鼻子里哼了一声，说："有来有往，才是真朋友。我辛辛苦苦地准备了那么久，小潘不知道吗？他的做法太让我寒心了。""小娇，你也太计较了。"一个朋友忍不住说。小娇听后大怒："我有错吗？一颗真心被别人白白践踏，难道我还要忍着？"众人听后默默摇头，心里却在想："以后和小娇交往要慎重。"

　　在与人交往的过程中，难免发生冲突和矛盾，如果凡事斤斤计较，那么不仅无法解决争端，还会给他人留下"吝啬"的印象，给人际关系带来负面影响。如果我们愿意"糊涂"一点，凡事退一步，乐于吃亏，那么那些冲突和矛盾会像云雾一样消散。

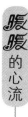

不要吝啬给予朋友精神上的支持

人际交往，实际上是人与人之间建立的心理上的联系。有些人将朋友当作一种互惠互利的工具，认为自己只要适时地给予朋友物质上的支持，就能让这段友谊顺利地发展下去。他们没有发现，有时候，精神支持比物质支持更重要。交朋友，不仅仅是为找一个饭搭子、旅伴，还为和他人分享快乐、诉说痛苦，从他人身上获得温暖、支持和力量。

因此，请不要吝啬给予朋友精神上的支持。一句温暖的问候、一个热情的拥抱、一个真挚的笑容、一份充满力量的鼓励，能都让朋友感受到友谊的美好，也能拉近彼此的距离。

良好的人际关系从倾听开始

学会倾听，是走出封闭的小世界，与他人建立联系的第一步。通过倾听，我们才能知晓他人心中所想，真正地走进他人的内心世界。然而，很多人不知道如何倾听。他们常说："我已经专心听他人说话了，但对方还是不满意。"那么，如何做到正确的倾听？

俗话说："言多必失。"每个人的学习经历、认知水平不一样，所以对一句话的理解程度也有差异。说者无心，听者有意。也许在你看来极普通的一句话，在别人眼中却不合时宜。因此，有时候，与其长篇阔论，不如安静地听别人说。倾听不仅能够让我们更加了解对方，还能让对方感到一种满足感，看到我们对他的尊重。

倾听在人际交往中起着至关重要的作用。通过倾听，我们才能真正地了解他人，走进他人的精神世界。很多人虽然明白这一道理，但不知道如何去做。他们闭上嘴巴、竖起耳朵，但还是得到"心不在焉"的评价。

小雁有个外号："机关枪"，是说她说话的语速快得像机关枪似的，给人以紧迫感。一次，一个长辈告诫小雁："能说自然好，但能听才是本事呢。如果你能暂时闭上嘴巴，听一听别人的想法，我相信你的人际关系会更加和谐。"

这段话说到了小雁心里。她虽然爱说，但找不到诉说的对象，朋

第四章 友谊中的百般滋味

友们都嫌她太吵，每次都开玩笑地让她总结一下中心思想，然后用文字的形式发送给自己。"我倒想见识一下倾听的魔力。"小雁很兴奋，决定立刻实验。

她找到了朋友小章，这是一个活泼开朗的男孩。"小章，最近有什么趣事啊？"小雁露出一副关心的表情，问道。"我最近的确遇到了一件烦心事，不过……"小章怀疑地看了一眼小雁，"你想听吗？""我当然想听了！"小雁在小章对面坐下。

"好吧，我正好询问一下你的意见……"小章开始讲述自己的故事。一开始，小雁还挺感兴趣，但渐渐地，她就开始走神。她也曾努力地将自己的思绪拉回来，但没听几句，就发现自己说话的欲望特别强烈。"我也遇到过这种事，那时……"小雁特别想打断朋友的话，但她想起长辈的提醒，便无奈地将话咽了回去。

十几分钟后，小章说完了这个故事，并询问道："你有什么看法？""我有什么看法……"小雁终于回了神，"唉，这种事情不可避免，我也曾遇到过呢。"小章无奈叹了一口气，说："我知道你没认真听。我实在天真，竟然给你这个'机关枪'诉苦。"小雁听后很委屈：自己已经花了十几分钟听朋友的故事，为什么朋友依旧不满意呢？

呆坐在朋友对面，心不在焉地听他讲话，就是倾听吗？当然不是。正确的倾听，既可以让人们从中获得有效信息，又能让诉说之人感受到自己的重要性。那么，我们在倾听时应该注意什么呢？

倾听的时候要保持专注

唯有专注，我们才能获取准确的信息，进而做出回应。想要保持专注，我们首先要排除外界的干扰。比如，如果我们身处一个嘈杂的市场中，则要集中注意力，全神贯注地听对方讲话，及时提炼语言中的信息；其次，我们要排除内心的干扰。我们要提醒自己"现在是个倾听者"，不要随意地打断对话，也不要因为话题不够吸引人就走神。

此外，我们还可以通过一些方法告诉对方："我对你的话题很感兴趣。"比如，身体适当前倾，认真地看着对方，并时不时与说话者交流目光；当听到有趣的地方时，点头或微笑；用"嗯""原来如此""我明白了""还有呢"等给予说话者反馈。

学会予以有效反馈

倾听不仅仅是听，还要说。一般来说，当我们听完对方的讲述后，都要简单地概括刚刚听到的故事，既能表达"我刚刚非常专注"，又为进一步的交流打下基础。那么，我们应该说什么呢？

我们要简单地说一说对方说话的内容，比如，对方最大的问题是什么？最大的顾虑又是什么？现在亟待解决的问题是什么？等等。需要注意的是，我们不要复述对方说的话，而应该用自己的语言简单地描述问题。语言越简洁越好，如果过于冗长，那么倾听的意义也就不存在了。

我们还要说一说自己倾听时的感受。很多时候，人们倾诉烦恼，并不是为寻得解决之法，而是为释放自己的负面情绪，纾解压力。我们作为倾听者，应该认真地感受对方的感情，懂得对方的情感需求，表示对对方的支持，让对方感觉到我们的关心。

王甜是一个热情开朗的女孩，被朋友们称为"知心大姐姐"。她似乎有种魔力，能将烦心事赶走。那些为失恋痛哭流涕的女孩，和她聊几十分钟后如重获新生，身上的疲惫和不安神奇般地消失了。

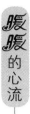

最近，王甜认识了一个名为张瑶的女孩。张瑶正在为心理咨询师资格证考试做准备，听说这位知心姐姐的魔力后，好奇地问："你到底有什么魔力？"王甜说："其实也没什么，在倾听的过程中，我一直在重复这几句话：'太可恶了，我也很生气。''真为你感到难过。''我能理解你。''哭出来吧，有我在。'"

张瑶惊讶地问："这么简单？""这几句话虽然简单，但感受别人的情绪并不容易。我真切地感受到朋友们的悲伤、愤怒、沮丧，也发自内心地为她们感到难过。或许她们发现自己并不是孤身一人，情绪才有所缓解的吧。"

相比准确地说出自己的疑惑，说话者更希望倾听者能发现自己内心的不安、迷茫、沮丧等，并表示对自己的理解。有时候，一句简单的"我明白你的感受"胜过千言万语。

第一印象直接影响以后的交往

有研究显示，与某人初次见面的时候，人们会在一分钟之内形成第一印象。人们根据第一印象判断对方的性格特征、行为偏好、人品能力等。第一印象会在人们心中保持很长一段时间，直接影响往后的交往。因此，我们一定不能忽略第一印象的重要性。

美国第 16 任总统林肯曾拒绝了朋友推荐的一位人才，理由是："他长得不如人意。"朋友愤怒地指责："没想到你这么肤浅！"林肯耸了耸肩，回答道："没办法。如果一个人过了四十岁，还无法为自己的面孔负责的话，那么他也不会是一个优秀的政客。"林肯的做法虽然有失偏颇，但侧面印证了第一印象的重要性。

第一印象在我们生活中发挥着重要的作用。请回想一下，当我们进入新公司或来到一个陌生的聚会时，我们如何迅速地寻找到同伴？是不是根据对方的谈吐、衣着、容貌？一旦我们在脑海中给对方贴上"友善""热情""可爱"等标签，基本上意味着自己愿意和对方进一步相处。对正在相亲的人来说，良好的印象也许是开启一段感情的钥匙；而对求职者来说，第一印象甚至能决定自己的命运。

一天，李康和朋友一起吃饭，说起父亲下个月做手术的事情，表达了自己的不安。其中一个朋友安慰道："一定没事的，我见过那个

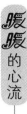

主治医生，是个温暖、善良的好人啊，一定会认真地为伯父治病。"李康还没来得及松口气，另一个朋友就说："你是不是记错了？在我的印象中，那个医生脾气暴躁，特别喜欢骂人。李康，你要小心一点啊。"

李康很迷惑："你们俩说的是同一个人吗？"李康复述了一遍医院和医生的名字，二人都说："没错，就是这个人。"那么，到底是怎么回事呢？第一个朋友说："我第一次见到那位医生的时候，他正在安慰一个刚刚做完手术的孩子，他的语气特别温柔，就像和自家孩子说话一样。"第二个朋友说："我初次见到那位医生时，他正在责骂一个小护士，对方都哭了，他还喋喋不休地指责，脾气太差了。"

李康恍然大悟，原来两位朋友都没有真正了解过那位医生，只是凭借自己的第一印象做出判断而已。

在人际交往中，第一印象特别重要，有时甚至能决定一段感情的去留。如果能在初次见面时留下好印象，那么继续交往的可能性就会增加。那么，我们应该怎么做呢？

展示出自己最好的一面

所谓印象，就是在心中留下的印迹。形成印象的过程就像一个归类的过程，人们根据以往的经验，再结合当下所看到、听到的一切，将眼前之人归为"沉静的""活泼的""谨慎的""不拘小节的"等类别。第一印象形成后，"对方是什么样的人？"这个问题也有了答案。

你想要在别人心中留下什么样的印迹？换个问题：哪种类型的人会给你留下最深刻的印象？不同的人肯定有不同的答案，因为各花入各眼，有些人喜欢沉静温柔的人，有些人倾向于和活泼开朗的人交朋友。

这也给我们一个启示：不要在别人面前展示自己不具备的品质，只要把自己最真实、最自信的一面展现出来。因为蹩脚的演技往往会招致他人的反感，真实的自我才能打动人心。如果你是技术型人才，就不要说自己是销售达人；如果随和谦虚是你的优点，就不要说自己疾恶如仇。就算对方对你不感兴趣也没关系，因为社交是双向选择的过程，总有一天你会遇到欣赏你的人。

让对方觉得自己很重要

在初次见面的过程中，对方不仅仅会留下"这个人怎么样"的印象，还会留下"我在这段社交中感受如何"的记忆。如果对方觉得与我们相处很愉快，那么自然愿意进一步交往；反之，则可能再也不想和我们有任何交流。

"小青，明天我带你认识一个'大牛'！"这天，好友小柯给小青打来电话。小青兴奋极了，心想一定要给对方留下好印象。第二天，小青如约来到餐厅，小柯的朋友笑着说："小柯，你给我介绍的都是这么帅的小伙子吗？我可要自卑了啊。"小青听后更开心了。

几天后，小青找到小柯，郁闷地说："'大牛'太冷淡了，似乎不想和我们这种小人物交朋友。"小柯回答道："其实他一开始对你的印象挺好，但后来被你自己搞砸了。你想一想，那天吃饭时你做了什么？""我没做什么啊，我就说了说自己对这个行业的憧憬，他应该能理解我，与我产生共鸣啊。"小青怎么想都不明白。

"问题在于你说得太多了。"小柯皱着眉说，"你一直在说自己做

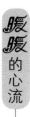

过的项目，没给别人说话的机会。他每次一说话，就被你打断了，最后只能默默地喝酒。我知道你想找到两个人的共同点，但有时候听比说更重要。"

心理学家卡耐基曾总结了六种给别人留下好印象的方法：微笑；发自内心地对对方的事情感兴趣；多提对方的名字；学会倾听，鼓励对方说一说自己的事情；谈对方感兴趣的话题；让对方感到自己的重要性。

这六种方法的实质是向对方传达"我对你很感兴趣，也很在乎你的感受"的信息。当然，这种态度必须是真诚的，否则对方很容易就能察觉出来。在社交的过程中，我们需要努力寻找双方都感兴趣的话题，并鼓励对方说出自己的想法。对方诉说的时候，我们应该专心致志，随时给予反馈，让对方感受到我们对他的尊重，让他感觉到自己很重要。如果他能从这段对话中获得满足感，那对我们的第一印象一定不会太差。

真诚是心与心之间的桥梁

在与人交往的过程中，真诚就像一把万能钥匙，能帮助我们开启一扇又一扇心门。教育学家傅雷曾说："一个人只有真诚，总能打动人心。即使对方一时不了解，日后也会了解的。"为人真诚，那么总有一天对方能够感觉到我们诚挚的感情。

如今，在互联网上搜索"如何与人相处"，会有成千上万条信息跳出来，告诉我们如何与他人沟通、如何给对方留下良好的第一印象……有些人将这些知识都记录下来，并准备用于实践中。然而，没过多久，他们就惊讶地发现：虽然自己能够正确地运用这些社交公式，但还是无法和对方建立和谐的关系。究其原因，是他们将社交当作一种模式化的程序，而忽略了最重要的东西：真诚。

王涛是一个能说会道的年轻人。每次学校有演讲比赛，辅导员都会鼓励他参加，他也总能获得不错的名次。在朋友圈中，王涛也是"小太阳"，大家都喜欢听他说话，喜欢和他聊天。大学毕业时，同学们对王涛说："你的口才这么好，一定能找到一份好工作。"

毕业后，王涛顺利进入了一家大公司。凭借着自己绝佳的口才，王涛很快就给同事们留下了不错的印象。然而，王涛还是不太开心，因为部门中经验最丰富、技术水平最高的老李对自己格外冷淡。

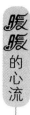

"到底出什么问题了？"王涛认真地回想：第一次见面的时候，自己衣着得体，也表现出对对方的尊重；后来，每次见到老李，自己都会热情地和他打招呼，有时还会主动向老李请教问题，并表示对他的崇拜。自己的社交技巧没有问题，但为什么老李不买账呢？

王涛发现，老李并不是一个天性冷淡的人，他对某些同事非常热情。问题到底出在哪里了？在人际交往中所向无敌的王涛被激起了好胜心。一次，王涛故意提起老李喜欢的书，想要打开对方的话匣子。谁知老李说："你既然不喜欢，我们就别聊这个了。"

王涛愣住了，自己的确对这个话题不感兴趣，但老李是如何看出来的呢？王涛仔细回想后，发现之前老李提起过这本书，那时自己装出一副非常了解的模样。后来，老李无意中又说起这本书，但自己毫无反应，还说："听说还不错，我打算去看看。"王涛终于发现问题所在：装出来的热情和真诚，怎么可能打动人心呢？

有些人非常重视社交的艺术，认为只要处事圆滑、待人接物面面俱到，就能获得对方的信任和好感。然而，人际交往本质上是心与心的交流，一个只会做些表面功夫而不愿意付出真心的人，很难得到一份真挚的感情。而那些真诚、坦率的人，即使不善言辞，也能得到他人的尊重和认可。

不要强迫自己变得真诚

"既然真诚如此重要，那我就努力变得真诚。"有些人如此想。然而，伪装出来的真诚本质上还是一种假象。真诚是发自内心、自然而然的，没有可供参考的模板。想要真诚待人，我们首先要改变自己的内心。比如，如果你想与人好好相处，就要先从内心接纳对方。要是你打心底讨厌对方，那无论你在对方面前施展何种社交技巧，都会被认为是不真诚的。

用行动表达真诚

一个巧舌如簧的骗子，虽然能够用言语骗取他人的信任，但总有一天会被人识破。动人的誓言，也需要行为作为支撑。与其宣称"我是一个真诚的人"，不如用行为来表达自己的态度、展示个人魅力。

王俐是一个性格内向的女孩，虽然很希望结交新朋友，但不知道如何和他人搭话。大学毕业后，王俐进入了一家文化公司，公司氛围很好，同事也都非常友好，但王俐却形单影只。

一次，王俐和同事出差，中途同事家里出事，必须立刻赶回去。那天，同事出发去机场，半小时后给王俐打电话："我的身份证落在宾馆了，现在回去恐怕来不及，能麻烦你帮我把身份证送到机场吗？"王俐回复道："你放心，我立刻赶过去。"

王俐立刻返回宾馆，找到同事的身份证，然后一路奔向地铁站，最终成功地将身份证交到同事手中。同事看着气喘吁吁的王俐，感激地说："太感谢了！"王俐擦了擦额头上的汗，说："没事，没事。"只要能帮上忙，她就很满足了。

王俐出差归来后，那位同事提出要请王俐吃饭，王俐说："没事，你不用放在心上。"之后，王俐还是像原来那样，默默地上班、下班，但身边围绕的同事却越来越多。他们发现，这位新同事虽然不爱说话，但默默做了很多事情。

第四章 友谊中的百般滋味

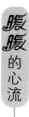

最甜蜜的语言，也不如行动有说服力。帮助别人时不添加附加条件，用朴实无华的行为让对方看到我们的真诚，我们就能获得朋友的信任。

真诚地面对自己

有些人之所以无法以诚待人，是因为他们无法面对真实的自己。这和幼年的经历有一定的关系，有些人为了得到父母的认可，便努力地扮演父母期望的样子，而丢掉了自己最真实的模样。面具一旦戴上，就很难摘下来。于是，成年后，他们又开始扮演社会、爱人、朋友所期待的模样。他们连自我都不愿意面对，又怎么能真诚地对待别人呢？

坦诚地面对自己，接受自己的个性、特质、优点、缺点、兴趣等，自然而然地展示自己的模样，然后认真地审视他人，看到他人身上的特点，真诚、坦率地和他人相处，生活会简单很多。

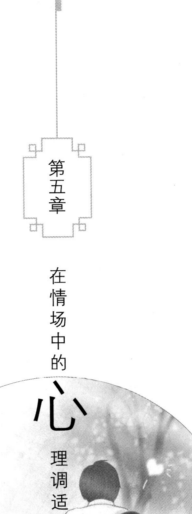

第五章

在情场中的

心

理调适

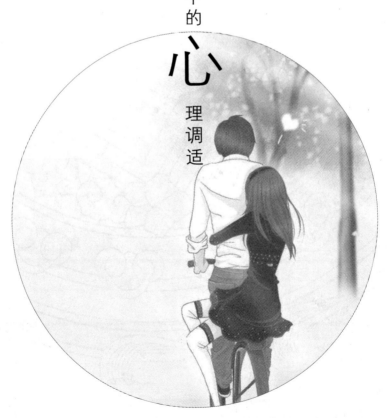

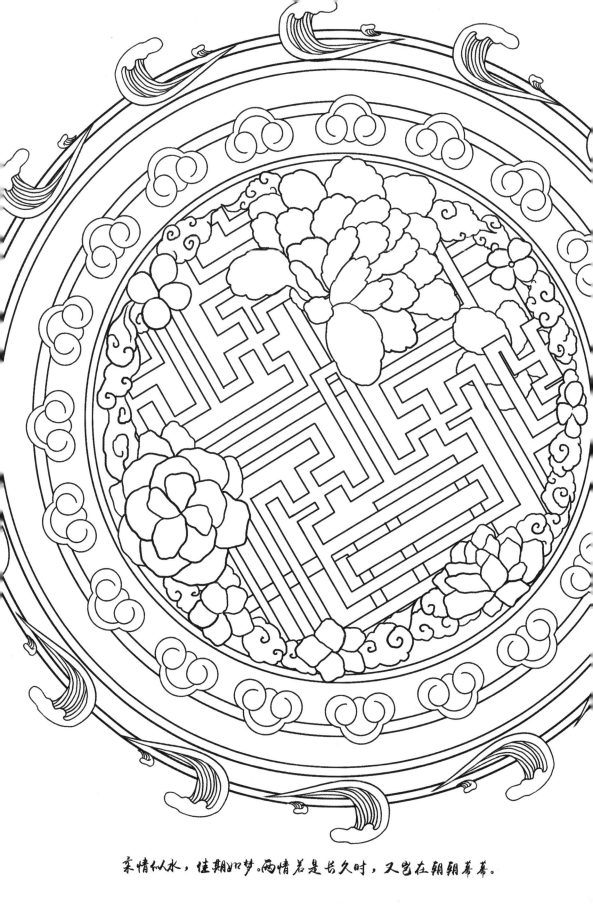

亲情似水，佳期如梦。两情若是长久时，又岂在朝朝暮暮。

为什么初恋让人念念不忘

提起初恋，满头白发的老人脸上也会露出怀念的神情，甚至开始讲述那段朦胧、青涩的感情。初恋代表着青春，象征着美好，遗憾的是大多数人无法走到最后。很多人忘不了初恋，甚至用一生治愈初恋的伤痛。那么初恋为何让人难以忘怀？

张爱玲在小说《红玫瑰与白玫瑰》中写道："也许每一个男子都有过这样的两个女人，至少两个。娶了红玫瑰，久而久之，红的变成了墙上的一抹蚊子血，白的还是'床前明月光'；娶了白玫瑰，白的便是衣服上沾的一粒饭黏子，红的却是心口上一颗朱砂痣。"

很多人记忆深处就站着一位"白月光"——初恋。无论经历多少段感情，在提到初恋的时候，他们的内心都会泛起涟漪。而这种心理，甚至还会影响自己当下的感情。

小婉今年 25 岁，马上就要和男友结婚了。朋友们都来祝贺她，她却高兴不起来。"你知道，我和男友是相亲认识的。"小婉对闺蜜说。"是啊，你不是说自己很幸运，遇到了一个各方面条件都很适合的男孩吗？""可是……"小婉看上去特别犹豫，"这种感情是爱情吗？"

"你到底怎么了？最近是不是遇到什么事情了？"闺蜜听出了不

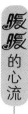

对劲，询问道。小婉犹豫再三，说："我上周去参加高中同学聚会，碰到了程子。"

程子是小婉的初恋，二人从高中就开始谈恋爱，后来又考进了同一所大学，感情一直很不错。毕业后，小婉打算奋斗几年就结婚，但程子却没有这个打算。他奉行"及时行乐"的人生准则，拿着父母给的钱租了一间大房子，却不找工作，天天在家打游戏。二人吵了很多次，最后分了手。

"你不是说自己和程子性格不合，肯定走不到最后吗？"闺蜜说，"现在这个才是最适合你的。"小婉皱眉道："理性上没错，但感情上我说服不了自己。我现在总能想起高中时我们坐在路边吃麻辣烫的情景，还有一次他骑自行车送我回家，结果突然下雨，我们俩淋得像落汤鸡却笑得像个傻子的样子。""谁都怀恋美好的青春，但我们要往前看啊。"闺蜜说。小婉摇摇头，说："我有时怀疑当时的决定是不是错的。"

此后，小婉频繁和初恋联系，二人的关系越来越亲密。小婉的男友无意中发现了这件事，二人因此大吵一架，婚期也延迟了。

初恋就像埋藏在我们记忆中的珍宝，永远光彩夺目，有时甚至比当下的感情更重要。那么，初恋为什么难以遗忘？

神奇的契可尼效应

20世纪20年代，苏联心理学家蔡戈尼克做了一个有趣的实验。她让32位志愿者尝试做22项工作，如将颜色和形状各异的珠子按照一定的规律用线串起来，在纸上写一首你喜欢的诗歌，等等。每项工作所需时间大致相同。蔡戈尼克随机选择了 16 位志愿者，要求他们将所有的工作都做完，而剩下的 16 位志愿者则没做完就被阻止了。之后，蔡戈尼克让所有志愿者回忆工作的细节。结果显示：将所有工作都做完的人只能回忆 43% 的内容，而未完成的人能回忆 68%。

由此可见，人们容易遗忘已经完成、已有结果的事情，而对未完成、未达成目标的事情记忆犹新。心理学上将这种现象称为"契可尼效应"。在现实生活中，我们随处可以感受到契可尼效应的魔力。比如，如果没有完成工作任务和学习任务，那么心中会一直烦恼，甚至影响休息质量；计划去某一家餐厅吃饭，不料遇到了突发事情，不得已改变计划，那么这家餐厅在自己心中突然变得格外重要，甚至产生"不吃到不罢休"的念头；逛街时看重了一件衣服，却因为高昂的价格放弃购买，那么回家后会对这件衣服念念不忘，认为自己的衣橱正好缺少这样一件衣服。

初恋是美好的、纯粹的。那时我们勇敢、赤忱，用心感受爱，勇于付出爱，认为能和恋人走到终点。可惜大多数人的初恋都没有结果。因此，初恋变成了那一道没有吃到的菜肴，一件没有买下来的衣服，正因为无疾而终，才如此刻骨铭心，令人难忘。

好好把握当下，珍惜眼前的幸福

人们总希望事情有始有终，但往往难以如愿。在情场中也是如此，很多人无法忘记初恋，甚至将初恋作为下一段感情的标准。想要消除契可尼效应的影响，最直接的方法就是把那件没有结果的事情做完。如果能重新遇到初恋，且双方都是单身，不如试着和初恋好好相处，也许你会发现：对方和记忆中的那个人不太一样。

王茂今年 27 岁，是一个金融工程师，事业有成，很受女孩欢迎。

但他对谈恋爱一直提不上兴趣，"谁都喜欢漂亮的女孩，但我就是无法动真感情。"有一天，发小给他打来电话："告诉你一个好消息：张芸回来了！"

张芸是王茂的初恋，二人从高中时就在一起，张芸大学毕业后出国留学，二人聚少离多，最后分手。朋友们都知道：王茂正是因为无法忘记张芸，才不愿意对另一个人投入真感情。

张芸回来了，还是单身。王茂听到这个消息后兴奋极了，决定好好把握这次机会。他请朋友帮忙把张芸约出来，循序渐进地拉近二人的关系，然后向对方表示重新开始的愿望。张芸同意了。

王茂以为自己找到了真爱，但相处一段时间后发现，张芸和记忆中的那个人相差甚远。除了生活习惯，张芸对事物的看法、处理事情的方法都发生了较大的变化。原来那个文静、秀气的小女孩，已经成长为一个能独当一面的女强人。张芸变了，变得更加优秀，而自己却停留在原地，固执地寻找往日的美好。当张芸回到自己身边后，王茂才发现：自己对张芸的感情并没有那么深。王茂很迷茫，不知道如何处理和张芸的感情。

如果我们能将没有结果的事情做完，也许会发现：结果并不甜美。被契可尼效应所影响，对初恋念念不忘非常正常，但很多人却因此忽视身边人，最终失去已经拥有的幸福。如果你已经拥有一个可爱的恋人，就请你永远将初恋埋藏在心中，不要将这份感情也变成生命中的"未完成"，到时悔晚矣。

晕环效应：情人眼里出西施

歌德说："人们看到的，正是他们知道的。"当我们喜欢某人时，对方做的一切都是可爱的、有趣的。这种现象就是人们常说的"情人眼中出西施"。那么，我们为什么会出现这种心理现象呢？它会给我们的生活带来什么样的影响？

如果想听到世界上最甜蜜、动人的语言，就去寻找那些处于热恋中的人吧！看着可爱的恋人，他们会不自觉地说甜言蜜语，让人产生一种错觉：他们的恋人是坠入凡间的天使，没有任何缺点。然而，他们心中的"天使"大多有各种各样的不足，只是他们选择性地忽视而已。古人将这种现象概括为"情人眼里出西施"，而心理学家将其称为"晕环效应"。

所谓晕环效应，是指在人际关系中形成的一种夸大的社会影响。人们将对方身上的某一种特质放大，由此做出"这个人是好／坏"的判断。比如，人们最先了解对方身上的优点，便推测此人一定是个好人；如果最先了解对方的缺点，那么情况则完全相反。

晕环效应最初由美国心理学家爱德华·桑戴克提出，后来美国心理学家凯利、戴恩等人在印象形成的实验中证实：晕轮效应真实存在。

凯利邀请了 55 名学生作志愿者，让一名老师为这些学生上一节课，学生和老师相互不认识。凯利将学生随机分为两组，对第一组

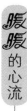

的学生说："这位老师是个和蔼、温和的人，在当地非常有名，学生们都很喜欢他。"接着，凯利对第二组的学生说："这位老师冷淡、不爱说话，虽然教学水平很高，但因为待人严苛，所以学生们都很惧怕他。"

接下来，凯利请老师为学生上课，并再三强调授课的内容、方式不能有任何变化。上完课后，凯利分别采访两组学生，询问他们对该老师的印象。第一组学生反映：老师幽默风趣，课堂气氛活跃，大家都很享受这堂课，也很喜欢老师。第二组学生反映：老师看上去特别严肃，学生们都不敢提问。

学生们先听取了一种意见，并在脑海中形成对老师或好或坏的印象，之后的一切都加深了这种印象。这就是晕轮效应的魔力。生活中随处可见晕轮效应，如当一个成绩优异的孩子和成绩差的孩子发生争执后，不负责任的老师在还没有弄清真相前，就责骂那个成绩差的孩子。晕轮效应在情场中也很常见，那么，它会给我们的恋情带来什么样的影响？我们又需要注意些什么呢？

掩盖了恋人的本来面貌

晕轮效应会放大一个人的优点，因此，当我们对某人有好感的时候，会更容易看到对方的优点，而忽视对方的缺点，犯"以偏概全"的错误。

遇见娜塔莉亚的时候，普希金已经在文学界崭露头角。他的风趣幽默吸引了天真的娜塔莉亚，而娜塔莉亚的美貌也让这位天才诗人难以忘怀。普希金认为娜塔莉亚就是自己的理想伴侣，他想当然地认

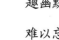

为：这位美丽的姑娘也具有谦虚、低调、善解人意等美好的品质，也一定和自己一样热爱文学。

在普希金孜孜不倦地追求下，娜塔莉亚答应了他的求婚。普希金欢呼道："我重生了！"殊不知，一场悲剧就此拉开序幕。普希金喜欢向妻子分享自己的新作，但对文学毫无兴趣的娜塔莉亚只觉得厌烦。一次，普希金给妻子念诵自己的新诗，娜塔莉亚皱着眉说："普希金，又是你的诗歌，能不能让这些诗歌离我远一点？"但如果普希金跑出去和别人分享，娜塔莉亚又非常生气，认为丈夫冷落了她。

百无聊赖的娜塔莉亚在舞会中发现了生活的乐趣，因为舞会上人们都对她特别热情，会不停地夸赞她的美貌。普希金厌恶舞会，但不得不陪妻子赴宴、跳舞，以至于没有时间创作。他曾痛苦地对朋友说："我的妻子出手阔绰，所以我要更加努力赚钱。可我根本没时间创作，我需要一个安静的空间。"

美丽的娜塔莉亚吸引了很多追求者，其中包括一个名为乔治·查理·丹特士的法国贵族。丹特士风度翩翩、能言善道，很快就获得了娜塔莉亚的芳心。普希金无法忍受妻子和其他男人如此亲密，决定和丹特士决斗。在决斗中，普希金被丹特士打伤，几天后不治身亡，年仅38岁。

情人眼里出西施，普希金迷恋上了娜塔莉亚的美貌，错误地认为对方也拥有美好的品质，和自己有相同的志趣。这种错误的想法正是晕轮效应的结果。诚然，学会欣赏恋人身上的优点有助于维持感情，但如果因此忽略了对方身上的问题，就可能做出错误的判断，为悲剧埋下伏笔。

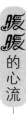

摆脱晕轮效应带来的认知偏差

　　晕轮效应是一种心理错觉，会影响我们对一个人的判断。那么，我们如何摆脱晕轮效应带来的负面影响呢？首先，我们不要过分依赖第一印象。有些人相信直觉、命运，遇见一个风度翩翩的男孩或美丽动人的女孩后，就快速地做出判断："他／她是最适合我的。"请放慢恋爱的脚步吧！不要冲动地投入一段感情，等到伤痕累累时才后悔。即使我们从第一眼起就喜欢上了对方，也应该全面了解对方的个性、兴趣、人品后再做选择。

　　其次，我们可以寻求他人的意见。俗话说"当局者迷，旁观者清"，评价一个人需要综合各方面的因素。我们可以观察对方和朋友的相处模式，看一看对方如何对待陌生人，如对待服务员、快递员的态度，以判断对方的性格和人品。我们还可以寻求身边朋友的意见，如果朋友们都说此人有问题，那么即便我们已经深深地迷恋上了对方，也要慎重对待这段感情，以免受伤。

温情能给予人强大的力量

"温情"这个词，听起来似乎有些"矫情"，或者说不切实际。在恋爱关系中，送给对方心仪的礼物不好吗？两个人一起为了未来而努力拼搏不重要吗？为什么要把时间和精力花在看不见、摸不着的"温情"上呢？

在生活中，我们往往会有这样的体验：当我们独在异乡为异客时，第一次与人见面，经常会问对方"老家是哪里的""哪所大学毕业的"……如果对方是我们的老乡或者校友，我们就会从心底油然而生一种亲切感，愿意与对方亲近。如此，在接下来的交往中，我们与对方的相处往往会十分顺利、融洽。在这个过程中，所谓的"亲切感"，就是温情的一种表现。其实，无论是哪种情感，都离不开温情的滋养，爱情尤其如此。

小洁和小刚是大家眼中的"模范情侣"。小洁上大学一年级时，在一次社团活动中认识了小刚，两个人都是英语系的，还是老乡，所以很快成了朋友。随着时间的推移，两个人的关系越来越亲密，后来就成了情侣。小洁开朗漂亮，小刚阳光帅气，两个人经常在一起谈论学习和理想，这样郎才女貌、积极向上的一对恋人，自然引得周围的同学们羡慕不已。网上有一句话，叫"毕业季等于分手季"，但是小洁和小刚似乎逃脱了这个"魔咒"。在毕业前夕，两个人就商量好了

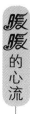

要去 A 市发展，毕业后果然一同前往，开始了忙碌而甜蜜的生活。

时光匆匆，转眼三年过去了。2020 年年初，大学班长决定组织一次"线上同学聚会"，说是趁着疫情期间大家都待在家里，时间充裕，联络联络感情。聚会如约举行，小洁和小刚这对"模范情侣"自然很受关注，小刚拿出戒指，开心地对大家说："我们就要变成'模范夫妻'啦！"

大家都感慨世界上竟然有如此顺利、美好的爱情，但是只有小洁和小刚知道，他们的爱情之路并不是一帆风顺的。刚来到 A 市时，两个人为了解决房租和吃饭问题，每天都疲于工作，巨大的压力导致两个人的情绪都很差，有一段时间甚至经常因为一些鸡毛蒜皮的事闹得不愉快。

第一年过年时，因为买年货的问题，两个人又大吵了一架，小洁甚至在冲动之下说出了"我们分手吧"。而正是这句话和小洁眼里的泪水，让小刚突然意识到，从学生到社会人的身份转变带来的不适应，已经严重影响了两个人的关系，不是不爱了，而是不知道怎么去爱。于是，小刚提议周末过一次真正的二人世界，把工作完全抛在脑后，再决定要不要分手。其实，说完分手的气话后，小洁也后悔了，于是点了点头。

周末，两个人久违地去吃了火锅、逛了街、看了电影，一开始，两个人都比较不自然，但是这些很平常的娱乐活动，渐渐唤醒了小洁和小刚大学时代的美好回忆，两个人都明显地感觉到，曾经流动在两个人之间的甜甜的温情又回来了。周末的晚上，小洁和小刚郑重地谈了一次，约定以后无论工作再忙，每周都要抽出时间谈恋爱，哪怕只有一个小时，在生活细节中也要重新学着爱对方……就这样，两个人成功度过了危机，感情更加牢固了。

不是有形的东西才有力量，有一些无形的东西，它们的力量往往大到超乎我们的想象，温情即是如此。在一段爱情中，玫瑰和面包究竟哪个更重要？有人可能会回答面包，毕竟关乎生存。可是，没有了玫瑰，还叫爱情吗？生活中，能够伤害玫瑰的东西有很多，大到一套房子、一辆车子，小到一顿饭、一句话。可是，玫瑰并不是那么脆弱的花儿，只要得到温情的滋养，它就能常开不败。温情，就是这样强大。那么，我们该如何运用温情的力量呢？

记住那些重要的日子

在爱情中，仪式感是不可或缺的，因为它是温情的重要载体。所以，记住那些重要的日子吧，比如两个人第一次见面的日子、彼此的生日、情人节等。重要的日子不需要太多，但是不能没有，在对方生日那天送上一份精心准备的礼物，在纪念日一起做两个人都喜欢的事情……让这些充满温情的日子成为两个人的独家记忆。

温情地看和温情地说

在两个人相处的过程中，并不是处处都需要温情的，但是在一些比较特别的情境下，温情必不可少。比如，在对方难过的时候，在两个人发生矛盾的时候。在这些时候，温情往往是爱情最强大的守护者。试想，当两个人发生争执时，如果双方都冷言冷语、针尖对麦芒，那事情一定会越来越糟糕；但是，如果我们用充满温情的目光注视着对方，然后用温情的语调说："我觉得我们都应该冷静一下，你看怎么样？"效果是不是会好很多呢？

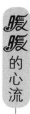

温情发乎于心才是关键

　　任何温情的流露都必须发自内心，否则，就会让我们所做的一切努力流于形式，成为没有温度的空壳。比如，在纪念日和爱人一起去吃饭时，我们要清楚吃饭不是重点，重点是相处，如果我们真的就是单纯地吃饭，而忽略了和对方的互动，甚至双方都盯着自己的手机，这样的吃饭又有什么意义呢？所以，无论是用温情来给爱情保鲜，还是化解爱情危机，或者用温情给爱人打造避风的港湾，这一切都要有一个前提，那就是"发乎于心"，发乎于爱对方的那颗心。

在恋爱中也要保持自我

有些人在一段感情中付出所有，将自己所有的热情、爱意都送到对方面前，却发现对方并不买账。他们付出的越多，对方就越轻视这段感情。这些人不明白，失去了自我，也就失去了对这段感情的掌控权。

一份成熟的感情，应该是互相吸引、互相成就，能看到彼此身上的闪光点，并为了对方努力变成更好的人。而不成熟的爱情，则像一本剧情混乱的言情小说，男女主角为了爱情哭天抢地，每天像连体婴儿一样粘在一起，将"爱"挂在嘴边，但爱情带给他们的只有痛苦和迷茫。

张力和李霞恋爱三年，热恋期早就过去，二人感情平稳发展。但李霞却觉得，张力对自己的态度越来越冷淡。刚刚在一起时，张力每周都要带李霞出去玩，每个月都会给她买礼物，还经常陪她聊天。而现在，他回信息的速度越来越慢，每次聊天也是一副心不在焉的模样。

李霞很委屈，觉得自己被骗了。热恋时，张力因工作调动而离开了奋斗三年的城市，临走时对李霞说："你和我一起去那个城市吧。我发誓，我一定会好好对你，就算你不上班也没事。"李霞本就对原来的城市没有感情，听后大为感动，当夜就收拾行李、和朋友告别，

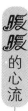

不久后跟张力去了新城市。

　　刚刚到新城市的时候，李霞没有工作，只能待在家里。张力担心她无聊，每天一下班就赶回来，周末还带她出去玩，并承诺过几年就给她一个真正的家。那段时间是李霞最快乐的日子，虽然她在新城市没有朋友，但只要有张力，她就有安全感。她将所有的注意力都放在这段感情上。虽然后来她找到了一份工作，但生活的重心并没有转移。

　　渐渐地，李霞觉得自己变得患得患失，如果张力因加班没有及时回信息，她魂不守舍，一直守着手机。为了和张力有共同话题，她逼迫自己看球赛，但有时会在途中睡着。她从不和同事聚餐，因为她要赶回去给张力做晚餐。一开始，张力非常感激李霞为这段感情付出的努力，但时间一长，无论李霞做出何种可口的饭菜，张力都只是冷淡地评价一句："好吃。"

　　一次，李霞发现张力和某个女同事联系紧密，对方还邀请张力周末出去玩。李霞和张力大吵了一架，争吵中李霞愤怒地指责："我为你付出了多少？你怎么能这么对我？你是不是不爱我了？"张力大声地回答道："我们是正常交往，你不相信就算了。我受够了你的神经质！你难道没有自己的生活吗？"李霞听后大哭，她不明白：为什么付出了所有，却得到这样的指责？

　　有些人天真地认为：只要为对方付出所有，就能收获一颗真心。然而，现实却给他们上了一堂课：如果无法在恋爱中保持自我，那么自己就变成了一只风筝，感情则是风筝线，线的那头是恋人。恋人能随心所欲地改变风筝的方向，随时能够松开手中的线。失去恋人的自己，就像断线的风筝一样迷茫、不知所措。

在一段感情中保持自我非常重要，因为这不仅给自己留了一条退路，更为这段感情增加了一份保障——闪闪发光的我们，才能牢牢吸引住恋人的目光。那么，如何在恋爱中保持自我呢？

不要过度依赖

有些人认为：你对我有多好，则代表你爱我有多深。他们希望恋人能够证明自己的真心，能够满足自己某些不合理的要求。他们一方面将恋人当作世界的中心，为他们改变自己的喜好，另一方面将自己当作恋人的孩子，要求对方无条件的宠溺自己。他们在恋人身上寻找自我，却在不知不觉中失去了自我。

张倩和老公结婚不到一年，却经常因为一些鸡毛蒜皮的小事发生争吵。一次，张倩哭着和闺蜜打电话，说："我要离婚！"闺蜜忙问："发生什么事情了？难道他做了对不起你的事情？"张倩一边哭一边诉说心中的委屈。原来，又是因为一件小事。

在最近的一段日子里，张倩几乎每天都在加班，身心俱疲。这天晚上，张倩工作到深夜，下班时给老公发了一条信息："我好饿啊，你能不能给我煮一碗面条？"可对方迟迟没有回复。张倩本以为老公睡着了，到家后才发现他竟然还在玩游戏。看着老公专注的模样，张倩气不打一处来，上前关掉了电脑，大声说："你倒是悠闲！"对方吃了一惊，随即笑着说："宝宝回来了？累了吧？想吃什么？"

张倩把手机狠狠地摔在桌子上，说："你不看信息吗？"她的老公脸色也不太好，说："我一时没注意。你这是干什么？动不动就生气。"张倩一听更愤怒了，说："我这么辛苦，你为什么不体谅我，你变了！""我怎么变了？我一直在等你回家啊。""等我？我看你是想通宵玩游戏吧！""你别胡搅蛮缠！"二人越说越生气，最终演变成一场争吵。

争吵过后，张倩觉得特别委屈，便向闺蜜抱怨。张倩对闺蜜说："恋爱时，他对我特别好，什么事情都替我考虑好，一点都不需要我担心。我觉得他像一棵可以依靠的大树，才答应了他的求婚。可为什么结婚不到一年，他就变成了这样？"闺蜜叹了一口气，不知道说什么才好。

如果有人对你说："你就做一个无忧无虑的孩子吧，我会宠你的。"请不要相信对方的话，因为没有人愿意和一个永远长不大的人谈恋爱。热恋时，对方能接受你的任性，并将你的无理取闹看作一种情趣。但时间一长，你和你的任性都会成为对方的负担。一旦对方抽身离去，习惯依赖的你会像失去父母一样无措。因此，请不要把所有的希望都寄托在伴侣身上。好好照顾自己，认真感受伴侣的爱，学会付出。

关心自己的生活，维护自己的朋友圈

想要保持自我，首先要找到自我。找到自己身上独一无二的特质，找到自己的兴趣，找到自己的朋友。与其每天为伴侣焦虑，不如花时间发现新的自己。每天花一点时间做自己感兴趣的事情，如花一个小时画画、写字、种花，看一场电影，参加一场读书会等，让自己有时间沉下心来思考，那我们的世界会变得更加精彩独特。

恋爱后也不要放弃自己的朋友圈，那些能与我们灵魂共振的朋友们，也许能让我们看到更远、更广阔的天地。每个月都抽时间约朋友出来，暂时忘记恋爱的苦与乐，和朋友们聊一聊生活中其他有趣的事情，或者一起去看展览、旅游，我们的生活会更加丰富多彩。

第五章　在情场中的心理调适

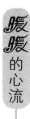

没有原则的爱，是幸福的绊脚石

爱情，无疑是美好的，它能带给双方愉悦的心理体验，给予双方有力的精神支撑，让双方成为彼此的避风港……因此，在大多数人眼中，爱情是通向幸福彼岸的桥梁。但其实，爱情有时候也会扮演"幸福绊脚石"的角色。

在生活中，我们经常听到"溺爱"这个词，说的大多是家长对孩子没有原则的爱。这种爱，会毁了孩子的幸福。事实上，任何一种美好的感情，一旦没有了原则，都会变味，爱情也是如此，这其实是一个非常简单的道理——过犹不及。

可万事都是说起来容易，做起来难。于是，我们可以看到很多没有原则的爱情：一些人为了讨好爱人，无限度地迎合爱人的喜好；一些人"情人眼里出西施"，无限度地包容爱人的缺点；还有一些人为了让对方爱上自己，无限度地付出而不顾对方的感受……这些爱情的确是无私的、动人的，但很遗憾的是，它们不但无法让我们获得幸福，反而会成为我们通向幸福道路上的绊脚石。

小薇是一个很普通的女孩：家境普通、长相普通、身材普通，能力也普通。她没有什么雄心壮志，就想毕业以后在老家当一名英语老师，在讲台上发光发热，安安稳稳地过完一生。可是，她的这种规划，在进入大学遇到东子后，发生了翻天覆地的变化。

东子是小薇的同班同学，和小薇一样普通，但是唱歌非常好听，曾经在学校组织的中秋晚会上大放光彩。从那以后，小薇就对东子芳心暗许。其实，小薇也并非没有出彩的地方，那就是她学习很努力，是英语系有名的"学霸"，这一点非常吸引东子。于是，两个人顺理成章地成了恋人。

临近毕业，东子兴致勃勃地和小薇谈起了未来，他说毕业以后要去大城市闯荡，出人头地。原本打算毕业以后就回老家的小薇心里"咯噔"一下，她以前只知道沉浸在爱情的甜蜜中，完全没有考虑过将来，如今这个现实问题摆在眼前，她一时间拿不定主意了。当小东问起小薇的打算时，小薇只是含糊道："我还没有想好。"

但是，小薇最后还是跟着东子一起去了大城市，因为她最终说服了自己：我还年轻，也应该出去闯一闯。很快，两个人都找到了工作，小薇在一家英语培训机构当助教，东子在一家外资企业当助理翻译。三年后，两个人都有了很大的发展，可是有一天，东子说自己好累，每天回家都很晚了，却吃不上饭。然后，他对小薇说："要不，你换一份离家近的工作吧？"小薇拒绝了，因为家附近只有超市、健身馆、餐馆之类的商铺，自己能找到什么工作呢？从那以后，东子每天回家都沉着一张脸，动不动就发脾气。于是，小薇妥协了，她辞掉了英语老师的工作，去附近的健身馆当前台。

东子高兴了一阵子，但他很快又不满了，嫌弃小薇收入低。小薇也觉得自己成了家里的累赘，于是拼命省吃俭用，衣服和护肤品只买最便宜的，从来不化妆，但换来的只是小东的厌烦。终于有一天，小东提出了分手，小薇哭着挽留："我有做得不好的地方，你告

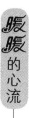

诉我，我都改。"小东却冷冷地说："你没有什么不好，但是我喜欢上别人了。"

后来，小薇还是回到了老家，继续在培训机构当英语老师。她又谈了一次恋爱，因为害怕重蹈小东的覆辙，她处处迎合对方，对方喜欢什么，她就喜欢什么；对方说她哪里不好，不管是不是真的不好，她都会立刻改正……总而言之，她完全没有了自己的原则。那么，她会过得幸福吗？

在爱情中，没有原则的人是没有自我的，因为他们的世界一切以对方为核心，对方说什么，他们就听什么；对方怎么解释，他们都会盲目地相信……总之，对方永远是正确的，而我们把自己弄丢了。我们之所以会弄丢自己，是因为我们不在乎、不尊重自己。那么，对方又怎么会在乎我们、尊重我们呢？所以，没有原则的爱，是一种委曲求全的爱，是一种牺牲尊严的爱，它不是通往幸福的阶梯，而是幸福道路上的绊脚石。固然，爱情需要付出、需要牺牲，但是这种付出和牺牲是双向的，是要讲原则的。那么，我们如何才能有原则地去爱呢？

告诉自己：我有权利

在爱情中没有原则的人，通常会把自己放在一个很卑微的位置，从而认为自己没有任何权利，但这其实是一种认知偏差。我们和其他普通人一样，也许并不尊贵，但一定不卑微，我们有拒绝不合理要求的权利，有得到尊重的权利，有坚持自己想法的权利……所以，大声地告诉自己：我有权利！

当然，爱情中的权利是相互的，如果一味强调自己的权利而忽视对方的权利，那么我们就从"没有原则地迎合对方"变成了"没有原则地要求对方"，这两种极端都是不可取的。

认识自己，看到自己的底线

没有原则的爱还有一种情况，就是我们并不真正了解自己，不知道自己喜欢什么，讨厌什么；想要什么，不想要什么。在这种情况下，我们即使有意识地给自己设立底线，但也很难看清真正的底线在哪里，导致底线一降再降。所以，有原则地去爱，认识自己、看清自己的底线在哪里是非常重要的一步。

懂得珍惜，但不怕失去

很多在爱情中没有原则的人，是因为害怕失去对方。其实，这是一种本末倒置的做法。我们想要留住对方，留住爱情，归根结底是想要抓住幸福。可是，没有原则的爱能让我们获得幸福吗？答案是否定的。相反，它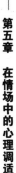还可能挡在我们通往幸福的道路中央，绊我们一脚，让我们摔得鼻青脸肿。爱情固然可贵，但我们也不应害怕失去，因为我们的目标是到达幸福的彼岸，而不是以幸福为代价，止步不前。

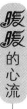

爱情像流沙，欲留则难留

当我们越想把一件东西牢牢地抓在手里的时候，这件东西越容易离我们而去。比如水，比如沙子，比如爱情。懂爱情的人，爱情是一片会开花的沃土；不懂爱情的人，爱情是同时束缚了两个人的锁链。

爱情是不可分享的唯一，是不可割裂的依存，是不可放手的在乎，是不可用力地拥抱。基于此番种种，爱情成了一种非常特殊而珍贵的情感。得到了会害怕失去，失去了会痛彻心扉，因此，许多人都想把爱情牢牢地抓在自己手里。

抓住爱情的方式有很多种，有的人会小心翼翼地迎合对方，有的人会无所不用其极地控制对方。然而，人们开始发现，爱情就像一个叛逆的小孩，往往我们抓得越紧，它就离我们越远。

张鹏和邵燕是自由恋爱结婚的，婚后过了一段十分幸福的生活。但是，随着孩子小宝的出生，这种幸福渐渐变了味。

因为两个人的父母身体都不好，两个人又没有经济条件请保姆，所以小两口不得不自己面对"谁来带孩子"这个问题。最后，考虑到张鹏的收入更高，所以邵燕辞去工作，成了一位全职妈妈。最初的一段时间倒还相安无事，可时间一长，完全没有经济来源的邵燕就变得自卑起来，总担心张鹏会另寻新欢。于是，为了将张鹏牢牢地拴在自己身边，邵燕开始关注张鹏的一举一动：只要张鹏晚半个小时回家，她就一定会打电话"查岗"、催促；只要张鹏有应酬，她就一定要张鹏发现场照片；每天张鹏下班回家，邵燕都要仔细查看张鹏的手机……

邵燕想要用这种方式抓住张鹏，获得安全感，却不知道自己的这一系列举动就像是给张鹏编织了一张密不透风的网。张鹏不止一次向朋友抱怨邵燕对自己管得太严，感觉自己一点自由都没有，经常被压得喘不过气来……终于有一天，这些话传到了邵燕的耳朵里，邵燕觉得张鹏肯定不爱自己了，大哭了一场，然后去找闺蜜倾诉。

闺蜜听了邵燕的讲述后，把"沙子抓得越紧流失得越快"的道理讲给邵燕听，邵燕这才察觉到了自己的问题。回家后，邵燕左思右想，觉得小宝也上幼儿园了，自己应该找一份工作，提升自信心，转移注意力。张鹏听了邵燕的想法以后，非常支持。很快，邵燕找到了一份行政相关的工作，虽然收入不高，但是她找到了自己存在的价值，人果然变得自信、开朗了很多，不仅张鹏松了一口气，邵燕自己也觉得轻松了不少。

想要把爱情牢牢地抓在自己手中，常常是过度依赖和不自信的表现。因为过度依赖，所以总是希望对方每时每刻都陪伴自己；因为不自信，才会担心爱情变质，担心对方会离开自己。在生活中，可能很多人都明白，欲速则不达、欲留则难留，但就是控制不住自己渴望掌控对方的一切的欲望，如此就会形成恶性循环：越是掌控，流失得越快；流失得越快，抓得越紧，直到最后彻底地失去。那么，我们究竟应该怎样做，才能把爱情留在身边呢？

提升自己，学会独立

在纷繁复杂的社会中，我们扮演着不同的角色：子女、父母、朋友、同事……不同的角色有不同的责任和要求，但所有角色都有一个共同点，那就是"自我"，在爱情中也是如此。简单来说，我们首先是"我"，然后才是爱人。

所以，尽管我们会和爱人建立起亲密无间的关系，但是我们不应该因为这种亲密而忽视自己，甚至忘记自己。真正聪慧的人，不会想方设法地把爱情拴在身边，而是会努力地提升自己，让自己变成更独立的人。因为他们深知，独立带来的自信与从容就像一只温柔的手，会把爱情捧在手心。相反，独立能力越差的人，在爱情中越自卑，需要的安全感就越多，这种需要会变成枷锁，缚住了自己，也缚住了对方，最终扼杀了爱情。

信任对方，信任你的爱情

"自私"向来是一个贬义词，但是在爱情的世界里，自私是一种天性。所以，爱情要求两个人是彼此的唯一，容不得第三者插足。反过来说，一旦出现了第三者，就说明爱情的危机，来了。这就是为什么恋爱中的人很容易把爱人身边的异性想象成情敌，因为我们无法阻止爱人与他们接触，我们无法确定他们是否对我们的爱人"虎视眈眈"，我们更无法确定他们中的某一个，不会在某一天突然插足，抢走我们的爱情。

可是，我们的身边真的有那么多所谓的情敌吗？这个世界上固然有很多诱惑，可是我们的爱人和我们的爱情，真的如此不堪一击吗？爱情如果没有了信任，那么忠诚、理解等就都无从谈起。所以，在爱情中学会信任很重要，不是信任自己没有魅力，也不是相信没有情敌和诱惑，而是信任爱人和我们的爱情。如果有了这份信任，我们就能够很容易地松开手指，把爱情捧在手心，而不是徒劳地握紧拳头，试图抓住那永远抓不住的一切。

学会像刺猬那样相处

刺猬的背上长满了刺，一不小心就会刺伤别人。所以，可能一些人难以理解，为什么要像刺猬那样相处，这难道是要我们刺伤爱人吗？当然不是，这里说的并不是刺猬的刺，而是"刺猬法则"。

有一群刺猬，在严寒的冬季被冻得瑟瑟发抖。为了取暖，它们想要靠在一起，却发现一旦靠得太近，就会被彼此身上的刺扎得很疼。可是如果离得太远，它们又可能被冻死，这可怎么办呢？后来，它们想到了一个办法：找到一个既能相互取暖，又不会被彼此的刺扎到的距离。

这就是"刺猬法则"，放在爱情中同样适用。虽然爱情把我们和爱人紧密地联系在了一起，但这种联系不是捆绑，我们不能忘记彼此首先是一个独立的个体，把对方牢牢地拴在自己身边是不切实际的。所以不妨学会放手，找到最舒适的相处距离，这才是最好的爱情。

有效沟通，别让婚姻成为白开水

　　婚姻可以是爱情的殿堂，也可以是爱情的坟墓，一切都取决于两个人如何相处。我们经常听见有人抱怨："结了婚以后，生活就像白开水一样平淡乏味，再也没有了恋爱时的激情……"这时，有人就会说："生活要平淡才是真。"真的是这样吗？

　　生活虽然少不了白开水，但生活不能只有白开水。只有白开水的生活无疑是寡淡的，它容易消磨掉生活的激情和爱的热情，让身处其中的人失去快乐和爱的能力。久而久之，婚姻就变成了单纯的柴米油盐酱醋茶，摆在桌子上的只是用来填饱肚子的食物，而不是口齿留香的烟火气；每天说的话都是生活或工作中的琐碎，而不是恋爱时的甜言蜜语；每天看见的都是同一张疲惫而麻木的脸，过去的幸福和灿烂荡然无存……所以，究其本质，爱情的坟墓不是婚姻，而是日渐寡淡的生活。

　　人们常说"七年之痒"，可梓歆和海超结婚已经八年了，两个人的感情虽然不像恋爱时那样轰轰烈烈、你侬我侬，却是生活幸福，充满了情调。有一次，梓歆和海超一起参加朋友聚会，餐桌上，朋友小梁说起自己的婚姻时，唉声叹气："我现在宁愿多加班，也不愿回家。"

　　"为什么啊？"朋友们问。他们都知道小梁娶的是班花，当时不知道引来多少男生的美慕嫉妒恨。婚礼上，两个人许下誓言的温馨场景至今历历在目。

"我也不知道为什么，"小梁想了想，说，"就是觉得跟她没话说了，她也不爱跟我说话，每天我们回家以后都是各干各的。我总算知道为什么人们都说'婚姻是爱情的坟墓'了，这么死气沉沉的，不是坟墓是什么！"

"人家都是'七年之痒'，你俩这是'四年之痒'啊。"朋友们打趣道。没错，小梁结婚才四年。小梁苦笑一声，转头看向梓歆和海超："你们两个真好，在一起这么多年了，感情还这么好。"其他朋友也说："你们结婚都八年了，有什么秘诀也跟我们说说吧！"

梓歆笑道："如果说非要有秘诀的话，那就是沟通吧。"海超点头道："小梁，你们小两口不就是没话说么？其实哪有那么多没话说，生活、工作中的什么事都可以说啊，还有晚上吃什么、周末去哪里玩，这些不都是可说的？"小梁说："说是这么说，但是我们每一天的生活都是前一天的复制粘贴，哪有什么可说的？"

"你这么说就不对了，"海超说，"你说的被复制粘贴的，其实不是生活，而是你们自己啊！"小梁听了这话，似乎突然间明白了什么，点点头，若有所思起来。

梓歆和海超的婚姻被他们经营成了爱情的殿堂，而他们给婚姻保鲜的秘诀，就在于沟通。对婚姻来说，沟通不是简单的说话，而是爱的表达和心的交流—不是"这菜太咸了"，而是"你做饭辛苦了，下次盐放少一点更好吃"；不是"我今晚加班，不回家吃饭了"，而是"我今晚加班，不能陪你吃饭了，你自己一个人也要好好吃饭哦"……婚姻中的沟通，是要带着温情的。

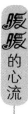

当然，婚姻中的沟通还离不开柴米油盐。一些夫妻总会因为看什么电视节目、谁来洗碗这类小事吵得不可开交，这就是不会沟通的典型。时间长了，两个人难免身心俱疲，婚姻也会枯萎。这时，就需要我们掌握一些沟通的方法和技巧。

沟通要看时间和场合

想要给婚姻保鲜，就需要有效沟通，而有效沟通要看时间和场合。总的来说，最好在双方都有时间的时候，在相对安静的场合进行沟通。那么，哪些时间和场合不适合沟通呢？在时间方面，早上出门上班之前、晚上刚下班回家时和晚上睡觉之前不适合沟通，因为这三个时间我们要么很忙，要么很疲惫，沟通的效果自然不好；在场合方面，无论是在外面还是在家里，都应尽量避开人多的地方，这样一方面可以不受外界的打扰，另一方面可以在沟通不愉快时保护双方的自尊，避免事态恶化。

沟通的态度也很重要

很多时候，婚姻中的争吵，其焦点并不在事情本身，而在于双方的态度。我们在与陌生人交往时，总会不自觉地保持友好、温和的态度，可是一旦站在爱人面前，就会流露出严苛、骄傲、咄咄逼人的一面。在这样的状态下，沟通难免会带有负面情绪，最终不欢而散。因此，我们在沟通时应做到态度平和，学会换位思考，合理地表达需求。要记住，沟通不是为了争输赢、较高下，而是为了尽量愉快、温和地解决实际问题。

明确沟通的目标

沟通一定要有一个目标，否则就成了无意义的情绪发泄；但是，每一次沟通的目标也不能太多，最好只有一个，即一次沟通解决一个问题，如果确实有几个问题，可以给它们排序，有条理地进行沟通。

此外，沟通时的目标不能是宏观的，比如"我希望你多陪陪孩子"，而应该具体到对方现在有什么问题、今后希望对方具体怎么做，比如"孩子上小学五年级了，你只参加过一次家长会，上个月你只陪孩子吃了三顿饭，没陪孩子去过一次游乐园。这不利于建立良好的亲子关系，父爱的缺失会影响孩子的心理健康。所以，我希望我们根据工作情况轮流去开家长会，晚饭尽量全家人一起吃，每个周末都抽出一天的时间陪孩子……"

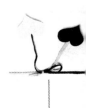

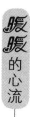

不适合自己的人，就放手吧

有人把爱情形容为"鞋子"，鞋子穿在自己的脚上，合不合适只有自己知道。在生活中，不合适的鞋子我们不会去穿；但是在爱情中，许多人正忍受着不合适的"鞋子"带来的不适，甚至是疼痛，步履蹒跚的前进着……

对置身事外的人来说，放弃不适合自己的人，就像放弃一双尺寸不合的鞋子，是一件轻而易举的事。但是对当事人来说，做出这样的选择往往会有感情的和现实的种种考量，所以很难。可是，因为很难，我们就要一直委屈自己，和一个不合适的人，谈着不合适的恋爱，走进不合适的婚姻，过完不合适的一生吗？关于这个问题，也许李阿姨能够告诉我们答案。

李欣是在二十三岁那年踏上婚姻的红地毯的，男人是通过相亲认识的。那个时候，姐妹们都很羡慕她，因为她的丈夫不仅个子高、长相英俊，而且能赚钱，对双方的父母都很孝顺。大家都说李欣运气好，找到了一辈子的归宿。

结婚第二年，李欣生下了女儿小月。结婚第五年，李欣毅然决然地选择了离婚，带着小月独自生活。说起离婚的原因，李欣只有三个字："不适合。"对此，李欣的丈夫不理解，李欣的家人也不理解。

"我对你不好吗？我挣的钱哪一分没有交给你？"李欣的丈夫质问道。
"你一个离过婚的女人，还带着一个孩子，你想过以后怎么过吗？你也太不懂事了！"李欣的妈妈如是说。"就算你不为自己着想，也要为孩子想想，离异对孩子的伤害太大了。"李欣的朋友劝解道。但是，这些都没能动摇李欣的想法。

其实，李欣不是没有犹豫过、挣扎过，可是"不适合"这三个看起来轻飘飘的字，确实成了她的不堪重负。原来，李欣是一个活得十分精致、干净的女人，她的丈夫却是人前光鲜、人后邋遢，脏衣服、脏袜子到处乱扔，不爱洗澡，喜欢说脏话，经常赤膊在家里走来走去，对小月则奉行"棍棒底下出人才"的教育方式……李欣明白这个男人不适合自己，也不是合格的父亲。于是，屡次劝说无效后，她选择了离婚。

三十三岁时，李欣在工作中认识了一个男人，这个男人个子不高，长相一般，但是整体给人一种干净、温和的感觉。后来，李欣和这个男人谈起了恋爱，再后来，两人结了婚。男人对小月很好，会去学校开家长会，关心小月的身心健康，还会和李欣一起打扫卫生、一起研究菜谱，会买来绿植装点房间，会和李欣手牵手散步，会在李欣生病住院时将苹果削好，切成小块喂给李欣……李欣说，一辈子那么长，找一个合适的人过完合适的一生，比什么都重要。

在这个社会上，每个人都是独立的个体，所以没有生来就适合的两个人，只有愿意相互适应、相互理解、相互包容的两个人。很多时候，爱情只是一种感觉，"我爱他/她"和"他/她不适合我"并不矛盾，所以，很多人会为了爱而选择妥协。在爱情中，双方都学会妥协很重要，妥协是为了把不适合变成适合，从而更好地去爱、去相处。但是，妥协一定要有一条底线，如果碰到了这条底线却仍然不适合，就不如好好告别、忍痛放手。那么，我们如何判断对方到底适不适合自己呢？可以尝试回答以下问题。

和对方在一起累不累

心累的原因有很多，在这里我们不做具体地探讨，只说一种直观的、整体的感受。两个人决定成为恋人，甚至步入婚姻，是因为想要在一起。为什么想要在一起呢？因为在一起会让我们大部分时间都感到愉悦、舒适。但是，如果两个人在一起大部分时间都感到心累，那么无论是因为三观不合，还是因为生活习惯上的差异，都说明两个人的相处是不愉快、不舒适的，而这正是两个人不适合的表现之一。

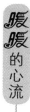

对方是否让你感到无聊

这个问题看似是在谈兴趣爱好，但实际上说的是更深层次的东西。我们已经说过，没有天生就适合的两个人。也没有任何理论认为，兴趣爱好一致是两个人适合恋爱、结婚的前提。事实上，在爱情中，双方完全可以有不一样的兴趣爱好，关键在于，我们对彼此的兴趣爱好是怎样的态度。比如，女生喜欢看电视剧，男生却嗤之以鼻，给电视剧挑刺；男生喜欢爬山，女生却毫无兴趣，非要拉着男生在家陪自己看电视，这样的两个人就不适合。正确的态度是：我尊重你的兴趣爱好，并且愿意去了解，而且不会把自己的兴趣爱好强加给你。

我们的消费水平是否一致

前两个问题说的是感性，这个问题谈的则更偏重于理性。那么，消费水平和适不适合有什么关系呢？举一个例子：一方的衣服价位都在一两百，另一方的衣服却动辄上千；一方出去吃一顿饭顶多三四百，另一方一顿饭就要花掉几千元。这样的两个人，能够相处愉快吗？

事实上，消费水平的差异背后往往是经济实力的差异或家庭背景的差异，所以消费水平不同的两个人在一起，消费水平低的一方要么容易感到自卑，觉得自己配不上对方或担心对方看不上自己，要么对对方大手大脚花钱的行为感到不满；消费水平高的一方则要么容易高高在上，对对方不够尊重，要么觉得对方抠抠搜搜、小家子气。于是，不合、矛盾、争吵接踵而来。所以，相当的消费水平也很重要。

失恋的痂，其实只是一道坎

没有人的人生会一帆风顺，在爱情之路上，大部分人更是走得崎岖坎坷。究其根本，这些坎坷大都和"失恋"有关。每个人都希望和一个爱自己、自己也爱的人相守一生，但生活不是童话，很多时候我们很爱很爱一个人，最后却不得不眼睁睁地看着对方转身离去……

"失恋"和眼泪好像是一对难兄难弟，总是相伴相生。生活中，不知道有多少人为"失恋"流了数不尽的泪水，即使一些人会用微笑伪装自己，也总难免在夜深人静的时候追忆往事，独自悲伤。"失恋"，仿佛成了一道过不去的坎，一条抹不去的痂。

可是，"失恋"的我们，失去的究竟是什么呢？失去了曾经的甜蜜？没有，那些回忆不就在我们的脑海中吗？失去了想象中未来的幸福生活？没有，因为那些生活我们根本不曾拥有。那么，我们是失去了爱情吗？也没有，因为爱情是一棵常青树，只要我们不拒绝阳光和雨露，它就不会枯萎。我们失去的，其实只是一个人，一段情。这个人，我们想要与之共度一生；这段情，我们渴望与之共舞余年。可是，这些愿望实现了，我们就能一辈子幸福吗？没有了这个人、这段情，我们就没有了生活的力量和舞蹈的勇气了吗？

贝壳一周前和男友分手了。她和男友相恋了四年，已经到了谈婚论嫁的地步，可是男友突然被调去外省工作一年。于是，两个人开始了异地恋。

最开始，两个人每天互道早晚安，分享工作和生活中的趣事，感情不仅没有因为距离而疏远，反而更加亲密了，这让贝壳十分开心，满心等着男友一回来就举办婚礼。可是，半年以后，男友对贝壳的态度变得冷淡、敷衍，有时贝壳发一句"早安"，男友直到第二天早上才回一个"嗯"字。贝壳表达过几次不满，但每次男友都说："工作忙，太累了。"贝壳没有多想，觉得自己应该多体谅男友，正好男友的生日快到了，就想给男友一个惊喜。

男友生日的前几天，贝壳特地请假，坐了近十个小时的动车来到男友工作的城市。她精心挑选了一个生日蛋糕和一双球鞋，然后去男友的工作单位门口等男友下班。可是，贝壳等到的是男友挽着一个陌生女人胳膊的亲昵画面。看见抱着生日礼物、待在当场的贝壳，男友十分尴尬，他让陌生女人先走，然后和贝壳来到了一家人少的餐厅。餐厅里，男友向贝壳坦白，那个陌生女人是他的初恋女友，他没有想到会在这里遇到她，他不想背叛贝壳，但是他控制不住自己的感情……

贝壳忘记自己是怎么回到家里的，她只知道自己请了长假，待在房间里哭了好几天，一周内瘦了十斤，每天蓬头垢面，她讨厌这样脆弱、不修边幅的自己，但是她怎么也振作不起来。

失恋的那一刻，大部分人都会痛彻心扉，所有的美食都失去了滋味，所有的段子都变得索然，甚至整个世界都失去了颜色。这是一种很正常的情绪反应，但是我们不能长时间沉浸其中。让我们想一想：小时候有没有

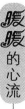

被刀割伤的经历呢？也许到现在，这道伤口还留有疤痕，但是我们还记得它当年有多疼吗？失恋就像人生道路上的一道口子，时间长了总会结痂，跨过去了，就是一道被我们甩在身后的坎；没有跨过去，就是流血的深渊。那么，我们应该如何让这道伤口结痂，然后从容地跨过去呢？

接受现实，不纠结于过去

在爱情中投入越多、陷得越深，失恋时就越难以接受不得不和爱人分开这个事实，这样一来，我们就容易沉浸在过去的美好回忆中无法自拔，那么从失恋中走出来，可能会花上很长时间。所以，失恋以后，我们首先要做的是接受爱人离去的现实，接受爱人离去带来的种种改变，我们不用强迫自己忘掉爱人，不用强迫自己去适应这些改变，但是一定要告诉自己：改变已经发生。其次，不要纠结于过去，过去的美好，过去的对错，过去的纠葛……这些都是我们走过的路，而我们的目光是要向前看。

合理释放负面情绪

人有喜怒哀乐，会有积极情绪，也会有消极情绪。消极情绪就像生活污水，需要定期排掉。同样的，失恋带来的消极情绪也需要释放。失恋以后，我们会难过、痛苦、不甘、怨恨，甚至绝望。这时，我们要告诉自己：这些情绪都是合理的，但都是需要释放出去的。合理地释放负面情绪的方法有很多，常见的有哭泣、找朋友倾诉、亲近大自然、听音乐等，我们要选择适合自己的方法。

转移注意力，做自己喜欢的事

如果这段感情确实刻骨铭心，让我们难以忘怀，那么我们可以转移自己的注意力。人的精力是有限的，当我们把注意力集中在某段感情上时，难免会忽略生活中其他美丽的风景。所以，我们可以把注意力从失恋这件事上，转移到其他我们喜欢的事情上，让我们获得愉悦感和满足感，从而淡化失恋带来的不愉快。比如，我们喜欢看书，但是恋爱以后看书的时间少了，那么失恋以后不妨挑一本最喜欢的书，在文字那静谧而丰富的海洋里尽情畅游。同时，我们还要记得善待自己，一个人也要过得充实而精致。

善待自己，安排未来

失恋以后，一些人的生活作息会被打乱，甚至自我伤害，一蹶不振，这些都是不善待自己的表现。这时，我们不妨问自己几个问题：别人伤害了我的心，我为什么还要摧残自己的身体？我已经这么难过了，为什么不比平时对自己更好一些？摧残自己的身体，我会失去什么，我将得到什么？想清楚这几个问题，我们就会豁然开朗：自己是值得被善待的。

我们不仅要善待当下的自己，还要善待未来的自己。失去爱人的时候，我们可能会觉得人生失去了方向，未来不再可期。但实际情况是：世界依然丰富多彩，未来依旧有着无限可能。问自己：我还有梦想吗？我还有兴趣爱好吗？我还有擅长的事情吗？我还有其他人可以爱吗？认真回答，然后制订一个能让自己兴奋起来的人生计划—重启对未来的美好期盼，让恋爱的伤疤变成身后的坎，就是这么简单。

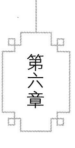

第六章

在职场中做

高

效能的人

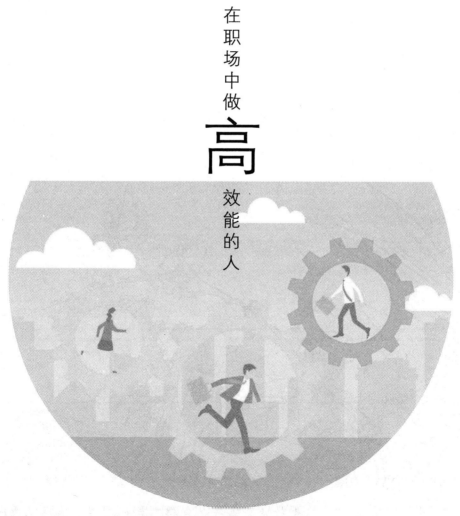

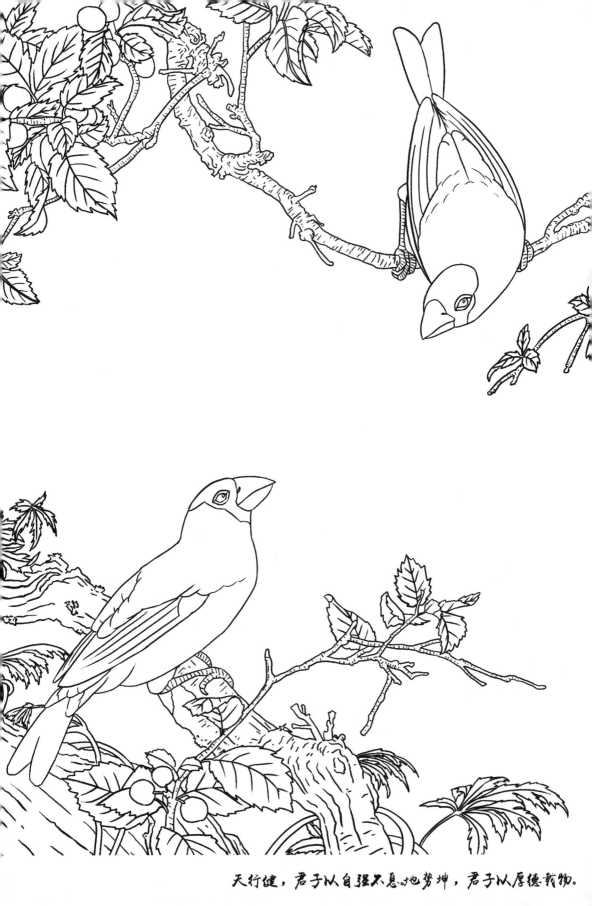

天行健，君子以自强不息。地势坤，君子以厚德载物。

如何处理团队中的冲突

很多人都害怕冲突，因为冲突会破坏人与人之间的和谐气氛，甚至让好不容易建立的关系毁于一旦。实际上，冲突并没有我们想象的那么糟糕。从某种程度上来说，冲突也是沟通和交流的方式。如果能合理应对，冲突也能带来积极的结果。

人本能地避免冲突和矛盾，冲突会破坏彼此之间的关系，让气氛变得紧张。尤其是在工作中，员工们都在小心翼翼地维持彼此之间脆弱的关系，谨言慎行，避免因为一件小事或一句话而导致冲突。

然而，冲突只会带来消极的结果吗？通用汽车的史隆所曾说："意见相左或者发生冲突也是非常重要的，我们应该欢迎冲突的发生。因为如果没有不同的意见和冲突，员工之间就无法互相了解。这样一来，领导者很容易做出错误的决策。"在大多数时候，冲突来源于观念的不一致。在冲突的过程中，人们将自己的观念和盘托出。虽然消极的态度和具有攻击性的语言会让人们情绪失控，但当人们冷静下来后便会发现：自己更加了解对方了。

张倩刚刚进入公司的时候，就有人提醒她："李姐是公司的老人，脾气性格又特别火爆，你做事要小心点。"此后，张倩尽量避免和李姐接触。就算要交流，也最多只回复"好的""麻烦您"之类。

然而，在一次人事调动中，张倩被分到了李姐所在的团队。虽然张倩尽量降低自己的存在感，但还是免不了被"战事"波及—李姐经常和团队的人发生冲突。一次，张倩悄悄地问团队中的小潘："分到李姐的团队是不是很辛苦啊？"小潘笑着说："你被李姐生气的模样吓倒了，是吗？只要你仔细观察，就会发现李姐只会因为工作的事情发脾气。只要这件事情解决了，她还是非常友善的。其实，我们团队的人都很喜欢李姐。"

张倩半信半疑，在往后的日子里认真地观察了自己的团队，发现果然如小潘所说。每次冲突看似惊天动地，实际上都没有对当事人带来太大的影响—大家都就事论事。当获得一个满意的结论后，李姐就会变成一个"知心大姐姐"。张倩发现，这个团队沟通效率和工作效率都很高。

即便我们极力避免，冲突也会发生。有些人将冲突看作洪水猛兽，认为它会伤害彼此的感情，扰乱团队正常的工作秩序；有些人合理地应对冲突，用冲突释放负面情绪，增进彼此的了解。如果团队中的冲突不可避免，那我们应该如何面对呢？

互相尊重，就事论事

人们之所以讨厌冲突，是因为在此过程中容易情绪失控，说出伤人的话语。因此，合理地应对冲突，第一步就是确定实际争论点，避免冲突扩大化，如在开展辩论赛之前确定论点。这样一来，冲突的双方就不再是敌人，而是能够互相支持、沟通的朋友。当负面情绪渐渐平息之后，双方便能意识到：自己正在沟通，而不是争吵。如果你是团队的管理者，你要在冲突刚刚发生的时候控制住双方的情绪，告诉他们："既然你们有问题，那我们来看一看问题是什么，又该如何解决。"

找出问题的根源

在生活中，我们常常能看到这样的现象：一个轻蔑的笑容或一句无心之语就引发了一场冲突。冲突双方没有根深蒂固的矛盾，也找不到一个实际争论点。那么，我们如何应对这种冲突呢？

王昊在公司工作十几年，很受同事的尊重，但最近却频繁和一个叫李进的新员工发生冲突。李进是老板高薪聘请来的技术型人才，而王昊负责宣传和销售，二人本没有太大的交集。不久前，二人因为一个重要的项目组成了一个团队，此后就经常发生冲突。

主管老马本想好好调解他们的矛盾，却发现二人的冲突都很莫名其妙。进一步了解后，老马发现冲突往往是王昊引起的。比如，王昊认为李进说话的声音太大，干扰到自己思考，一直拐着弯讽刺李进。李进气不过，便和王昊吵了起来。继续观察几天后，老马做出了判断：李进是个血气方刚的年轻人，又有才华，骨子里有股傲气，所以一被王昊挑衅就怒气上涌。二人之所以发生如此多的冲突，大部分原因在王昊身上。那么，一向稳重的王昊为什么要做出这种反常的举动呢？

老马和王昊推心置腹地谈了几次，终于发现了问题的症结。原来，王昊工作这么多年，按理说早就应该是主管，却一直没有升职，薪水也不高。而李进刚毕业不久，就拥有了理想的职位和薪水，得到了老板的信任和支持。王昊因此对李进产生了嫉妒之情。而李进不懂

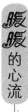

得谦虚，对公司的老人都不太尊重，对王昊也是如此，所以王昊觉得自己被轻视了，心中不满，所以才会不停地找李进麻烦。

找到问题的根本原因后，老马和王昊认真地谈了一次，告诉他老板一直很看重他，曾经流露出要给他升职的意愿。老马又找到李进，委婉地提醒他要低调、谦虚。此后，王昊很少再挑衅李进，李进的态度也柔和了很多，团队又恢复了和谐。

想要解决冲突，我们就要了解发生冲突的原因。每个人的立场不同，持有的态度、观点自然不同。弄清楚冲突背后的问题，然后对症下药，满足冲突双方的需求，不仅能够解决冲突，还能使团队更加团结、和谐。

让职场"空窗期"无所不有

"离职的第一个月，我过得很潇洒；第二个月，我开始从容地找工作；第三个月，工作还没找到，于是我开始着急了……"相信很多经历过职场"空窗期"的人，都非常理解这样的心路历程。

从辞掉上一份工作到找到下一份工作的这段时间，是职场"空窗期"。谈到职场"空窗期"，不同的人想法不同，有的人想充分利用这段时间，给自己放一个真正的长假；有的人想给自己充电，做好投入下一份工作的准备；还有的人会感到焦虑、急躁，希望能尽快找到新的工作……而更多时候，这些想法是交织在一起的。所以，很多人谈到"空窗期"时，心情都十分矛盾，既有对自由生活的向往，又害怕承受经济压力和心理压力。而在这之中，心理压力带来的消极影响是最大的。

"空窗期"是从离职开始的，无论是炒了老板鱿鱼却还没有找到"下家"的冲动性离职，还是被老板炒了鱿鱼的被动性离职，都会让我们承受较大的心理压力，我们会感到失落，变得焦虑、胆怯、不自信。在这种状态下，我们往往很难找到一份心仪的工作。但是，"空窗期"一定会带来负面影响吗？

都说职场"空窗期"不能超过三个月，可是阿杰的"空窗期"整整持续了一年。他毕业后就到一个沿海城市工作，但年轻气盛的他，很快就因为和领导吵架而离了职。接着，他又找了第二份工作，待遇上的落差让他十分不满，导致在工作中经常出错，不久就被炒了鱿鱼。两次失败的工作经历给阿杰带来了很大的打击，他开始害怕投递简历，开始怀疑自己。最终，他回到了老家，过起了"啃老"的生活，每天通过游戏来逃避现实、麻痹自己。

阿杰的父母觉得这样下去不是办法，就以"弥补年轻时候的遗憾"为由，拉着阿杰开启了一场长达一万多公里的自驾之旅。三个多月的时间里，阿杰不仅成了这趟旅途的"专职司机"，还充当起了厨师、导游、摄影师，大部分行程也都是在他的主导下安排的。在旅行接近尾声的时候，阿杰突然意识到，自己竟然找回了从前的自信。

回家后的第二天，阿杰理了发、刮了胡子，开始找工作。第三天，他约到了一个面试，由于他的学历高、形象气质好，面试时又展现出了良好的逻辑能力和社交能力，所以公司当天就通知他周一去上班。这份工作专业对口，朝九晚五，收入不错，而且有很大的提升空间。

职场"空窗期"究竟是好是坏，其实没有标准答案，因为这取决于我们怎么去想、怎么去做。其实，归根结底是一个心态问题。案例中的阿杰比较幸运，他在"空窗期"心态很不好，但是他有一对体贴、聪明的父母，帮助他度过了这次难关。但是在生活中，很多时候我们只能靠自己去调整心态，如果把"空窗期"比喻成一个摆在面前的空杯子，那么悲观的人看到的只是一无所有，乐观的人则知道它可以无所不有。让"空窗期"无所不有，我们应该怎么做呢？

利用"空窗期"好好休息

现代社会的生活节奏很快，职场人更是忙碌得如同陀螺，即使是在节假日，很多人也处于随时待命的状态。这就导致我们在工作期间内很难做到真正的身心放松，久而久之，难免会有"被榨干"的感觉，可谓身心俱疲。所以，我们不妨利用"空窗期"放一个假，回归自己，回归家庭，回归生活，去做想做而以前没有时间做的事，去想去而以前没有时间去的地方，把工作期间沉积在心底的污垢清理掉，然后以全新的姿态重新迎接职场的挑战。

当然，"空窗期"的休息要有计划，否则很容易变成以休息为借口的放纵，这对我们投入下一份工作是极为不利的。所以，我们要给"空窗期"制订一个计划，包括休息多长时间、休息期间内具体的作息安排等，这样既能保证我们得到充分的休息，又能在休息期间规律地、有意义地生活。

认真考虑下一份工作

充分休息之后，我们就要开始认真考虑下一份工作了。这时，我们首先要做的是分析上一份工作失败的原因，要从公司和自己身上两方面综合看待，包括自己在上一份工作中有哪些问题和优势？上一家公司有哪些缺点和优点？这些考虑会让我们在找下一份工作时更有针对性，从而提高成功率。

小乐从公司离职了，因为他很不满公司总是要求自己加班。离职以后，她给了自己三个月的"空窗期"，第一个月，他充分放松自己；第二个月，他开始反思上一份工作，他意识到自己总是加班有两个原因，一是公司管理有问题，二是自己不够专注，导致工作效率低，于

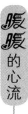

是他开始锻炼专注力；第三个月，他开始找工作，过滤掉了很多管理混乱的公司后，他找到了一份心仪的工作，公司员工各司其职、分工合作，小乐自己也重视提高工作效率。就这样，不到一年的时间，他就在公司站稳了脚跟。

利用"空窗期"给自己充电

在这个竞争激烈的社会里，给自己充电是很有必要的。但是，忙碌的工作让我们常常只能利用零碎的时间充电，而这样的提升往往是很有限的。所以，在职场"空窗期"，我们应该合理安排时间给自己充电，就像渔民不能下海捕鱼时，会在家中修补渔网一样。我们可以自己补习相关的知识技能，也可以参加相关的培训班。充电可以避免我们患上"假期综合征"，可以让我们的能力得到质的提升，从而以更好地状态投入到下一份工作中。

不做职场中的情绪垃圾桶

　　生活不易，每个人都在摸爬滚打，多多少少都积攒了一些负面情绪。这些情绪如何发泄，就成了一个问题。对职场人来说，关系最亲密的人也许不是同事，但每天接触得最多的人当中一定有同事。于是，有的人就把同事当成了自己的情绪垃圾桶。

　　焦虑、紧张、沮丧、悲伤、愤怒、不满等都属于负面情绪，它们不仅会给我们带来消极的情绪体验，有时还会让我们的身体感到不适，甚至影响工作和生活。所以，没有人喜欢负面情绪，也没有人喜欢成为接收负面情绪的垃圾桶。可是，在职场中，我们总会遇到形形色色的人，有的人能够用合理的方式排解负面情绪，有的人则习惯向周围的人发泄自己的负面情绪。遇到后一种人时，如果我们不懂得及时规避，就很容易被负面情绪传染，最终自己也变得消极起来。

　　小丽在一家新媒体公司上班，主要工作是运营公众号，以及完成领导交代的其他事情。刚进公司时，小丽对这份工作是比较满意的，虽然事情不少，但都是她能胜任的；虽然偶尔加班，但并没有影响她的正常生活；虽然离家不算近，但是坐地铁半个小时就能到；虽然工资不算太高，但除去日常开销，每个月还能存下一笔。

　　小丽有一个同事，大家都叫她李姐。李姐对小丽十分热情，小丽也觉得对方很亲切，两个人很快就熟络了起来，午休时经常一起吃饭。但是，小丽渐渐发现了李姐的一个缺点，就是特别喜欢抱怨：公司福利差、制度不合理、上司处事不公、公交车太挤、老公不爱干净、孩子不听话、邻居太闹腾……从职场到家庭，李姐抱怨的内容可谓无所不包。

后来有一天，小丽的直属上司委婉地提醒小丽："你最近工作状态好像不太好，要及时调整过来。"小丽一开始一头雾水，回家后仔细一想，才意识到自己最近确实没有了刚来时的那份干劲，每天都觉得很累，心里憋着一股怨气，对公司的不满越来越多。为什么会这样呢？小丽左思右想，最后找闺蜜来指点迷津，闺蜜经过一番顺藤摸瓜的询问，最后找到了问题的症结：李姐。

原来，由于李姐经常跟小丽抱怨公司的不好，时间一长，小丽就在潜意识里觉得这家公司确实很差劲，所以看公司的任何事情都不顺眼起来。此外，午休时间小丽几乎都是在李姐的抱怨中度过的，这给小丽带来了无形的精神压力，导致小丽越来越疲惫。用一句话来概括，就是小丽充当了李姐的情绪垃圾桶，被李姐的负面情绪传染了，工作效率自然大打折扣。

此后，小丽开始有意识地疏远李姐。一段时间以后，李姐察觉到了小丽态度的转变，不再向小丽吐苦水了。没有了李姐的喋喋不休，小丽能够利用午休时间充分休息，果然感觉轻松了不少。小丽还有意识地和那些开朗的同事接触，时间一长，自己也变得阳光了起来。终于，小丽又恢复到了正常的工作状态。

可能很多人都有过这样的经历：元气满满地来到公司，结果碰上了一脸阴郁的同事，顿时整个人的心情都跌到了谷底。在职场中，情绪很容易被忽视，但其实对我们的工作非常重要。情绪好的时候，我们会充满干劲、思维敏捷，从而质量和效率双"丰收"；相反，情绪不好的时候，我们做什么都提不起兴趣，不仅效率低下，质量还没有保障。

情绪是会传染的，所以，如果想要有一个好心情，精力充沛地投入工作，就应多和阳光开朗的同事打交道；如果不希望成为一个消极的、身心疲惫的人，那就要避免成为同事的情绪垃圾桶。可是，面对喜欢吐苦水的同事，我们究竟应该怎么做呢？

用赞美化解对方的负面情绪

"这个项目就不该让 XX 参与，严重拖了团队后腿""甲方一天一个要求，还不带重样的，有这么折腾人的吗""领导规定的任务量太不合理，简直是压榨""XX 部门在项目前期不按计划走，导致流程转到我们的时候时间根本不够用，不得不通宵加班"……同事的抱怨，很多时候是围绕工作展开的。这时，我们可以找出对方值得赞美的点，比如："在这么不利的条件下你还能把项目完成得这么好，太厉害了！"每个人多多少少都有一些虚荣心，用赞美去满足这种虚荣心，能够很好地改善对方的心情，从而让负面情绪消散于无形。

在谈话中以退为进

同事向我们吐苦水时，我们可以问他们："有需要我帮忙的地方吗？"他们通常会说："不用了，没关系。"我们则可以继续追问："不用客气，如果有需要我帮忙的地方，一定要跟我说。"这时，他们的"负面情绪攻势"往往会戛然而止。道理很简单，他们的目的是发泄情绪，而不是解决问

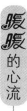

题。我们的热心看似是一种顺势而为的体贴，实际上起到了反击的效果，让对方无法再继续说下去。

转移话题，聊点开心事

面对喋喋不休的同事，我们可以在他们的发言告一段落时，直接转移话题。比如："说了那么多不开心的事，我们不如聊点开心的事吧！"顺着"开心的事"这个话题聊下去，负面情绪就会自然转变成正面情绪。如果对方说自己不想说开心的事，那我们也可以借机结束聊天，从负面情绪中脱身。

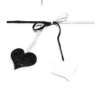

"恐班"，摆脱"假期综合征"

前面我们提到过"假期综合征"，这个词对现在的职场人来说并不陌生，甚至已经成了一些职场人经常挂在嘴边的调侃和自嘲。但实际上，患上"假期综合征"的滋味并不好受。那么，我们如何才能摆脱这种糟糕的状态，在假期结束后精神饱满地投入工作呢？

在职场人中，经常出现一种现象：过完周末以后，不但没有恢复精力和体力，反而变懒了，导致周一工作的时候提不起精神、哈欠连天、神游太虚……甚至会出现厌食、神经衰弱等症状。如果是过了一个长假，那么这种情况会更加严重，持续的时间也往往更长。这种现象在心理学上被称为"职业倦怠"，也就是我们俗称的"假期综合征"。

很显然，患上"假期综合征"的职场人，是很难保质保量地完成工作的。虽然这种现象通常经过三到五天的调整以后就会消失，但我们不可忽视其带来的负面影响。一方面，"假期综合征"容易让我们在工作中犯错，打击工作的积极性，形成恶性循环；另一方面，"假期综合征"会影响我们的身体健康，甚至是人身安全。

洪波毕业以后，一直找不到专业对口的工作，最后干脆进入一家房地产中介公司，做起了销售。凭借着自己的努力，洪波在工作的第三年就成了公司的销售冠军。洪波有多努力呢？为了熟悉业务，

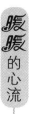

他将公司名下的几百套房产信息背得滚瓜烂熟；为了增加业绩，他二十四小时不关机，只要客户有需要，不管他当时在做什么、时间有多晚，他都会尽量满足。对他来说，一年三百六十五天，每一天都是工作日。

根据公司的规定，销售冠军除了能拿到丰厚的提成以外，还会获得为期一周的带薪长假。洪波的兴奋是可想而知的，假期的前一天，他安排好了手里的工作，然后带着"终于可以放飞自我了"的心情走出了办公室。这一周，他决定好好地犒劳一下自己。

洪波所说的"犒劳"，其实就是睡觉，因为他实在是太需要休息了。假期第一天，他一觉睡到大中午，醒来以后昏昏沉沉地吃了一点东西，然后又睡了过去。等他再次醒来时，已经是第二天下午了。就这样，一周的时间，洪波都在幸福地和周公约会。到了上班的前一天，洪波开始感到焦虑，一想到就要上班了，他就觉得心情沉重无比。"睡一觉就好了。"洪波这样想着，早早地就上了床。可是第二天醒来后，他的精神状态依旧很差，浑浑噩噩地来到公司、浑浑噩噩地打开电脑、浑浑噩噩地参加会议……下午带客户看房时，他发现自己没有了以往的热心和耐心，而是变得烦躁不安，只想快点把客户打发走。下班后，洪波照例骑着自己的电动车回家，却因为心不在焉和一辆摩托车相撞，导致胳膊骨折……

"假期综合征"是由很多原因造成的，从表面上来看，紧张的工作、巨大的压力、假期作息混乱等，都可以成为"假期综合征"的诱因。但究其根源，其实是"上班恐惧征"在捣乱。我们为什么会恐惧上班呢？想想我们小时候为什么会害怕上学就明白了—因为我们不能正确认识上班的目的。想要成为高效能的职场人，就必须对"恐班"说不，摆脱"假期综合征"。那么，我们如何才能做到呢？

明确目的，摆脱恐惧

我们需要明确地告诉自己：工作是为公司做的，但收获是属于我们自己的。我们为什么要工作？仅仅是为了吃饱穿暖吗？那么我们为什么不找一份轻松的工作，像咸鱼那样"混吃等死"呢？这是因为，我们有理想、有抱负，我们希望过上更好的生活，我们渴望实现自己的人生价值。而这，就是我们工作的真正目的。我们在工作中获得薪资报酬，是有形的财富，业务能力、行业经验、社会阅历等，则是无形的财富。这些财富是我们实现上述目的的垫脚石，所以，我们还有什么理由恐惧工作呢？

合理安排假期作息

紧张的工作和巨大的压力会让我们形成一种应急机制，这就使我们在精神上和身体上，都会建立起与这种高强度状态相适应的工作模式。但是放假会打乱这种机制，让我们进入"休息模式"。假期结束后，我们的身体回到了工作岗位，但人都有一种惰性，这种惰性导致我们很难快速把"休息模式"调整为"工作模式"，从而导致"假期综合征"的产生。

红梅每次放完长假回来，总能精力充沛地重新投入工作，和周围一脸疲惫的同事形成了鲜明的对比。有同事向红梅取经，红梅笑着说："也没有什么特殊的方法，就是早睡早起，规律饮食，然后做一些有意义的事情。""那你都做些什么呢？""健身、看书、烹饪，你呢？"同事不好意思地笑了："睡懒觉、玩游戏、吃饭、睡懒觉……"

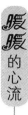

在假期合理安排作息非常重要，因为过度放纵的假期生活会让我们进入极端的"休息模式"，增加工作后模式调整的难度。

假期的最后一天浪重要

假期的最后一天，是我们调整模式最后的缓冲期，所以需要我们认真对待。在这一天，我们应做到：清淡饮食，不吃过于油腻、辛辣、刺激的食物，保证肠胃健康、舒适；有意识地调整状态，想想第二天的工作计划，提前做一些准备；不做容易引起兴奋的事情，如长时间玩游戏、聚众饮酒、与人争吵等；睡前用热水泡脚，放松身心，提高睡眠质量。

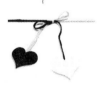

少说话，警惕"瀑布心理效应"

在生活中，有一些口无遮拦的人，他们常常打着"心直口快"的幌子，说出一些令人不悦的话，自然很难受到大家的欢迎。在职场中，这种人也并不少见，有些人总是喜欢口若悬河，自以为健谈，却不知道自己已经得罪了别人。

在心理学上，有一种"瀑布心理效应"。我们都知道，水道上的落差形成了瀑布，水道越宽、水量越大，瀑布越壮观。但是，瀑布的源头往往非常平静，甚至肉眼察觉不到它在流动，只有当瀑布从高处落下时，才会一泻千里、波澜壮阔。这就很像我们说话，说话的人就是信息的源头，十分平静，但是如果他说的话引起了听话人的不快，就会在听话人的心里激起千层浪。这就是"说者无心，听者有意"。

在职场中，瀑布心理效应需要引起重视，它提醒着我们要管住自己的嘴，少说话，否则不知道什么时候就会引来他人的不满，导致在工作中处处碰壁。

李哲因为不满上一家公司的薪资待遇，跳槽进入了现在这家公司。时值年末，所以李哲正好赶上了公司的年终聚餐。为了让自己看起来开朗健谈，给新同事和上司留下好印象，李哲在饭桌上表现活跃，又是端菜，又是敬酒，又是谈天说地，忙得不亦乐乎。李哲本身就能说会道，见识又广，所以大家也都很喜欢听他说话。一时间，饭桌上其乐融融、笑声不断。

说着说着，大家就聊到了现在很多年轻人不婚不育的话题上。一个同事说，现在的年轻人思想开放，不像老一辈那样被很多东西束缚着。李哲听了，当即反对道："我不这样认为，我觉得丁克的人很自私。"接着，就开始了滔滔不绝的长篇大论。他说到兴起，没有发现同事们都不愿意谈论这个话题，有的人自顾自地吃菜，有的人意味不明的微笑，有的人则面无表情。

饭局结束了，李哲自以为已经和同事们打成了一片。可是第二天上班时，他发现有几个同事对他的态度冷冰冰的，上司对他更是没有好脸色。他心想，可能是他们今天心情不好、工作不顺，也就没有往心里去。就这样过了一周，上司总是安排给李哲大量琐碎的工作，不仅对李哲的能力提升没有帮助，还十分耗时，导致李哲几乎每天都加班。后来，李哲实在受不了，就主动辞职了。直到这时，才有同事告诉他，公司里有几个人是丁克族，其中一个还是他们的上司，他在年终聚餐上的那一通发言，把这些人都得罪了。

人们常说"祸从口出"，而在职场上，这一点表现得尤为明显。每个人都有自己的喜恶，都有不愿意揭开的伤疤，但是因为职场中的大家更多的是工作关系，彼此私下里的了解通常很少，所以在平时聊天时，我们很难把握同事喜欢听什么、不喜欢听什么；也很难知道哪些话题是安全的，哪些话题会触碰到对方的逆鳞。人们又说"言多必失"，这是因为说得越多，触碰到对方逆鳞的概率就越大。基于此，我们在职场中应该警惕"瀑布心理效应"，做到少说话。当然，少说话并不是让我们做一只"闷葫芦"，而是要注意说话的技巧。

少说带有主观倾向的话

什么是带有主观倾向的话呢？"丁克族自私"就是一个很典型的例子，此外，"养狗的人素质都不高""我就是看不起自杀的人"等，也都是主观倾向很强的话。针对一些是非不是很分明的事情，不同的人会有不同的看法，这些看法可能完全相反、彼此冲突，我们往往很难说清楚哪种看法是对的，哪种看法是错的，而这种对错之分也是没有必要和毫无意义的。所以，聪明的职场人会规避这类发言，从而规避掉和同事之间的隐性矛盾。

"八卦"要少听、少说

职场就是一个小型社会，看似简单的人员构成下，往往隐藏着复杂的人际关系。所以，职场中也有"八卦"。但是，聪明的职场人对"八卦"向来是敬而远之的，这是为什么呢？原因有三：首先，"八卦"涉及他人隐私，而且通常是他人不愿意暴露在人前的隐私，所以"八卦"知道得越多，越容易被他人记恨；其次，"八卦"的传播既是对当事人的不尊重，也是对当事人的伤害；最后，"八卦"中常常有道听途说的成分，听多了容易影响我们对他人的判断，说多了则容易被贴上"喜欢造谣"的标签。所以，不管是对他人还是对自己，少听、少说"八卦"，都是非常有必要的。

头脑发热切不可取

在人际交往中，大部分人都有过"说到兴起"的体验，每当这时，我们就仿佛打开了话匣子，兴致高昂地将自己的心里话一股脑儿地倒出来，并且越说越兴奋。其实，这就是我们所说的"头脑发热"。

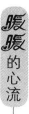

　　小雅在现在这家公司工作了四年，担任部门主管。这年年初，部门来了一名新员工小琴，小雅负责带她。小琴话不多，总是笑眯眯的，给人友善、可靠的感觉。小雅很喜欢她，带得是尽心尽力。没过多久，两人就成为好朋友。

　　有一次，小雅和小琴出去逛街，小雅趁机"吐槽"起了公司的一些不合理现象。她越说越兴奋，最后脱口而出"我都想辞职不干了！"。其实，小雅并不是真的想辞职，她对目前的工作总体上还是挺满意的，辞职的话只是说到兴起时的"无脑"发言。但是说者无心，听者有意，这句话很快传到了领导的耳朵里，领导开始不动声色地培养新的部门主管，三个月后，小雅被辞退了。

　　在职场中，"头脑发热"地说话是非常不可取的，因为这很容易导致我们因考虑不周，而在不知不觉中说出不该说的话。在职场社交中，我们应时刻保持冷静，知道自己应该说什么、不应该说什么，以及说多少合适，什么时候应该适可而止。

未雨绸缪，不做温水中的青蛙

温水中的青蛙是典型的"生于忧患，死于安乐"，如果把职场比喻成"温水"，那职场人就是里面的青蛙。所以，它的不幸结局应该引起每一个职场人的重视。未雨绸缪，不做温水中的青蛙，才能在职场中游刃有余。

"居安思危，思则有备，有备无患。"职场就像是一个没有硝烟的战场，在每一天都有新变化的信息时代中更是如此。大多数人都喜欢熟悉、安稳的环境，每天重复熟悉的工作，接触熟悉的人，这便是安稳。但殊不知，这种安稳中埋藏着巨大的隐患。因为在这样的环境中，我们很容易"居安忘危"，而不懂得未雨绸缪的重要性，会让我们故步自封、不思进取，从而更容易被时代发展的洪流所淘汰。

一份调查显示，白领能力的退化，主要是因为缺乏忧患意识。白领们刚刚步入职场时，怀揣雄心壮志，在做好本职工作之余，还会不断地给自己充电，从而在激烈的竞争中脱颖而出，成了行业中的佼佼者。但是，一部分职场人成为白领之后，反而忘记了拼搏和奋斗，忘记了职场是一个充满竞争的地方，忘记了时代正在飞速发展。于是，他们成了温水中的青蛙，在舒适、安稳的假象中，慢慢沉入了时代的水底。

小雨和小齐大学时是同班同学，也是很好的朋友。毕业以后，两

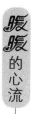

个相约到同一家公司应聘策划岗位。结果是小雨凭借出彩的创新提案被成功录取，小齐则面试失败。

小雨非常珍惜这次工作机会，每天都非常努力地工作，总是第一个来，最后一个走，还会利用周末休息的时间给自己充电。每一份交到她手中的策划，她总是力求完美地完成，上司指出了不足的地方，她也总是积极改正。就这样，辛苦了三年以后，小雨被提拔成为策划部经理。

小齐呢？她被刷下来以后，认真反思了自己的不足，然后努力学习相关知识，终于进入了一家业内很有名气的广告公司，两年后成了一名项目主管。

可以说，小雨和小齐都发展得很不错。但是，小雨在担任了两年的策划经理后，就辞职了。原因是她所在的这家公司规模小，发展空间有限，所以决定去更大的平台施展拳脚。小齐知道了这个消息后，对小雨说："我们公司正好在招人，你要不要来试试？我觉得凭你的能力，一定没有问题的！"小雨对自己也很有信心，于是投递了简历。很快，她就收到了面试通知。

然而，出乎意料的是，小雨没有通过面试。因为面试官问的很多问题，小雨都答不上来，而这些问题都是策划工作中的常见问题。怎么会这样呢？原来，小雨自从当上策划经理以后，就变得松懈了，什么事都交给组员去完成，自己只负责签字。两年的时间里，她不仅把之前积累的行业经验弄丢了一部分，还对行业的发展现状一无所知。

职场是典型的"丛林世界"，遵循着优胜劣汰的残酷法则。但是，身处顺境的职场人往往容易感到满足，从而看不到自己的不足和别人的优势，等到有一天被他人取代时才恍然大悟，然而为时已晚。在职场中，如果不懂得未雨绸缪，就很难跟上公司发展的步伐，失去工作的主动权，进而在突如其来的裁员或其他职场危机面前不知所措。那么，我们如何才能做到未雨绸缪呢？

常问"万一……怎么办"

想要做到未雨绸缪，第一步要培养忧患意识。在逆境中，我们往往会有很强的危机意识；但是在顺境中，我们反而容易放松警惕。其实，越是身处顺境，我们越要提高警惕，常问自己："万一来了一个比自己更有能力的新人怎么办？""万一被裁员了怎么办？""万一行业不景气了怎么办？""万一公司倒闭了怎么办？"……诸如此类的问题不是为了让我们焦虑，而是督促我们看清自己的不足和缺陷，看清顺境中的危机，培养忧患意识。

关注公司和行业的发展

"发展"是进行时，行业在发展，公司也在发展，所以职场人也需要发展。当然，职场人的发展不能是盲目的，而是要以行业和公司的发展为导向。

在行业方面，职场人要关注行业中的"新"，包括新技术、新工艺、新职业、新岗位、新的市场行情、与其他相关行业之间的新动态等，这样才能始终走在行业发展的最前沿，避免被淘汰；在公司方面，职场人应关注公司的"变"，包括管理层的变动、业务的变动、部门的变动、人员的变动、福利的变动等，一方面可以及时根据公司的业务方向调整自己的工作重心，另一方面可以预判公司的发展前景，让自己做到心中有数。

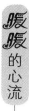

遵循原则，有效提升

对职场人来说，有计划地提升自己，增加自己的核心竞争力，是非常重要的。很多职场人都懂得这一点，也足够努力。但是，并不是每一个人都能实现有效提升。

小浩和小健是大学同学，毕业后来到同一个城市打拼。小浩从事的是网页设计的工作，小健从事的是医疗产品销售的工作。有一次，小浩和小健在一起吃饭，小浩说自己正在学习绘图。小健听了，觉得自己应该也学点什么，他听说很多同学都考了会计师资格证，于是也买了相关的资料书，报了培训班。一顿忙活下来，小浩的设计水平有了质的提升，小健的销售业绩却止步不前。

无效的提升无异于竹篮打水，花费了时间和精力，结果却一无所谓。有效的提升则能够帮助我们切实提高核心竞争力。总的来说，职场人的自我提升应遵循以下几个原则：第一，以身体健康为前提；第二，提升对现在和将来的工作有帮助的知识技能；第三，提升未来个人发展所需的知识技能；第四，提升随时随地都能用到的知识技能。

优化"软件"，培养积极的职场心态

在职场中，任务总是一个接着一个。面对新任务时，有的人会想："这次我一定要做得更出色。"有的人却会想："如果这次的任务简单一点就好了……"两者想法的不同，是由截然相反的心态决定的，一个是积极的，一个则是消极的。

提到消极心态，我们都知道它是不好的。但是在职场中，消极的心态并不少见。比如：畏难，一遇到困难就打退堂鼓，成了被赶上架的鸭子；抱怨，只要遇到不顺心的事，就心生不满、抱怨连天；自卑，总觉得自己处处不如人，做什么事都缩手缩脚；作秀，渴望成为聚光灯下的人物，想方设法让别人注意到自己；猜疑，精神敏感，总觉得别人要"坑"自己；嫉妒；看不得同事做得比自己好、待遇比自己高；自负，觉得自己永远是最棒的，其他人都不如自己……这些，都是消极心态的常见表现。可以看出，这些心态不仅不利于工作的展开，还会严重阻碍个人的发展。

阿伟毕业将近五年了，还没有找到一份称心如意的工作。阿伟大学学习的是广告设计专业，毕业后雄心壮志地来到一线城市打拼。他先是瞄准了一家在业内也很有名气的大公司，并且顺利通过了面试，但是没几个月他就辞职了，理由是职位太低、层级关系太复杂。接着，他去了一家比较小的广告公司，可很快又辞职了，说是这家公司规模太小，没有什么发展前景，福利待遇也不好。

后来，他又辗转了不同的岗位：做过销售，嫌提成太少、客户太难"伺候"；去过新媒体公司，嫌工作时间太长、节奏太快；做过文职，嫌工资太低，工作没有激情；还做过外勤，嫌整天在外面跑不够体面，而且太累……后来，阿伟决定回归"老本行"，好不容易找到了一家规模、待遇都比较满意的公司，可是没过三个月，他又辞职了，他说："这家公司各方面都还可以，就是同事和上司不好相处，同事老给我使绊，上司也不懂得欣赏人才……"

就这样，阿伟已经换了不下十份工作。眼看其他大学同学在事业上都小有成就了，自己却还是一块浮萍，他的心里很不是滋味。可是，他并不认为问题出在自己身上，而是抱怨自己运气不好，怀才不遇。阿伟之所以会有这样的心态，是因为他从小学到大学，成绩一直名列前茅，常常被同学们美慕地称为"学霸"。享受惯了崇拜目光的他，不懂得"人外有人，天外有天"，虽然他确实有一定的能力，但过分高估了自己，进入社会以后，总认为自己是最优秀的，所有人都应该围着自己转……

在职场中，能力重要吗？答案是肯定的。但是，还有一种东西比能力更重要，那就是心态。如果把职场人比作电脑，那么能力就是硬件，心态就是软件。硬件是可以提升的，但是再好的硬件，如果没有好的软件做支撑，那么"电脑"就无法良好地运行。换句话说，一个人就算工作能力再强，但是只要心态出了问题，就很难在职场上取得成功。这就是为什么人们常说："心态决定成败。"那么，在职场中，我们应该如何培养积极的心态呢？

发现价值，积极投入

积极主动地投入工作，需要以积极的心态为支撑，而积极的心态又是以激情为动力的。激情从哪里来？对职场人来说，工作的价值就是激情的来源。一些职场人在工作中处于得过且过的"咸鱼"状态，就是因为看不到自己做的事情有什么价值，从而缺乏激情。

其实，任何工作都有其价值，从对外的角度来说，我们的工作不是孤岛，而是工作流程的一环，是行业链条的一环，甚至是国家和社会发展的一环；从对内的角度来说，工作可以解决我们的温饱问题，可以提升我们的行业经验社会阅历，进而增强我们的行业中的核心竞争力。所以，我们要学会主动发现工作的对外价值和对内价值，为工作注入激情。

谦虚做人，务实做事

在职场中，谦虚和务实非常重要。谦虚不是自我贬低，而是要正视自己的缺点和他人的优点，学会取长补短，这样才能不断地完善自我。身在职场，如果不懂得谦虚，而是觉得自己处处高人一等，那么最后难免变成一只处处树敌的井底之蛙。务实，就是要脚踏实地地做好每一件小事，遇到不懂的就问、就学。如果在工作中眼高手低，不屑于去做一些所谓的小事，那么就无法做好大事。

自我成长，勇于创新

在职场中，按部就班是很危险的状态。一些人满足于当下，在每个人

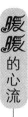

都在力争上游的时候，他们却停止成长，拒绝接受新事物，工作模式也一成不变，毫无创新。这样的人，在时代的浪潮席卷而来时，是注定要被淘汰的。所以，我们要警惕这种得过且过、不思进取的心态，要督促自己在工作能力、知识水平、思维方式等各方面不断成长，关注新事物、培养新视角，在工作中勇于创新，做永不落伍的职场人。

制订计划，拒绝成为"穷忙族"

有这样一群职场人，他们几乎每天都忙得像停不下来的陀螺，却没有什么收获。有的人依然经济拮据，存不下什么钱；有的人一直在原地踏步，没有任何提升；有的人则是高不成低不就，在小公司没发展，去大公司又够不上……

"穷忙族"最早出现在 20 世纪 90 年代的美国，指的是拼命工作但依然无法摆脱最低生活水准的人。后来，日本经济学家重新定义"穷忙族"，称他们是每天忙于工作却依然不能过上富裕的生活。而在中国，在权威定义之外，人们对"穷忙族"有着更为复杂的理解。

今天我们要说的"穷忙"，可以简单地理解为"白忙活"。从小到大，我们接受的教育一直是"一分耕耘一分收获"，相信人只要足够努力，就一定能够进步，如果没有进步，那就一定是不够努力。于是，我们努力地学习、努力地考试……可是进入社会以后才发现，很多时候，努力似乎并没有什么用。其实，问题并非出在努力上，而是在于没有计划。

小凯是一家礼品公司的推销员，对工作格外上心，努力到周末也不休息，可业绩就是上不去。他很羡慕和自己年龄一般大的同事小菊，她的业绩一直很好，就在上周，她还签下了一个数量可观的礼品摆件订单。这天，小凯找到小菊，希望能学到一些推销的"诀窍"。

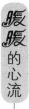

小菊说："我也没有什么诀窍，就是每次去见客户之前，都要先了解客户的大致情况，然后根据具体情况制订推销计划，这样成功的概率会大很多。"接着，小菊讲了自己推销礼品摆件的经历：

最开始，同事们都没有注意到这家文具店，因为它规模不大，一看就没有什么"油水"可捞。但是，小菊不这么认为。她对这家文具店进行了为期一周的观察，发现它虽然面积不大，但是因为开在学校门口，所以客流量很大。她特别注意到，几乎每天都有不少学生去买一支钢笔、一个笔记本等文具作为礼物送给同学。可是，这家店不提供礼品包装服务，所以大部分时候为了促成交易，老板会便宜几块钱把东西卖出去。了解到这一点后，小菊想起了公司仓库里滞销的礼品盒。

接着，小菊制订了一个推销礼品盒的计划，汇报给了经理。经理觉得小菊的思路很好，就把那些礼品盒全权交给她去处理，还鼓励她放手去干。之后，小菊找到了文具店老板，经过一番"较量"，老板最后同意以 0.8 元的单价购买小菊的礼品盒。但是，小菊的计划其实不止如此。

过了一阵，小菊去文具店询问情况，老板很高兴地说，使用礼品盒十分划算，而且生意更好了。这时，有备而来的小菊不失时机地向老板介绍起了公司的礼品摆件，建议老板用礼品盒包装以后当成节日礼物卖给学生。老板经过考虑，觉得这个想法不错，当场就向小菊订购了 1000 件。

听了小菊的这次推销经历后，小凯禁不住对她竖起了大拇指："你真行，简直是步步为营啊！跟你比起来，我以前就是在瞎忙！"

凡事预则立，不预则废。这是老祖宗告诉我们的道理，适用于学习和生活，也同样适用于工作。其实，职场人的"穷忙"，无外乎三种情况：第一种是经济上的"穷忙"，比如虽然每天都很忙，但薪水很难维持到月底、积蓄少等；第二种是工作效率上的"穷忙"，比如经常需要加班才能按时完成任务；三是职业发展上的"穷忙"，比如忙忙碌碌三四年，能力却没有什么提升，晋升无望。解决不同的"穷忙"，要有不同的计划。

经济计划，摆脱经济"穷"

作为职场人，对自己的收入一定要有一个计划。首先，我们要对每月、每年的收入做出合理的支出与储蓄安排；其次，要定期总结支出情况，了解哪些支出是不必要的，避免重蹈覆辙；最后，要给自己定一个长期目标，比如几年内升职加薪、什么时候买车买房等。在经济上有了计划，就能避免我们成为大手大脚的"月光族"，让我们的努力成为看得见、摸得着的财富，和经济上的"穷忙"说再见。

工作计划，摆脱效率"穷"

一些职场人明明一整天都在埋头苦干，到头来却无法按时完成工作。遇到这种情况，通常不是因为这些人没有能力，而是因为他们不懂得合理安排自己手里的工作。这时，万事提前十分钟是最好的办法：早十分钟起床、早十分钟出门、早十分钟上班。利用这十分钟梳理一整天的工作内容，按照轻重缓急逐条排序，每一条后面都注明所需时间。这样，一份简单但实用的工作计划就做好了，接下来只需要我们按照计划推进，工作起来自然能够有条不紊、事半功倍。

第六章　在职场中做高效能的人

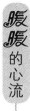

学习计划，摆脱职业"穷"

有的职场人辛苦工作十几年，一直在原地兜兜转转，没有晋升、没有加薪，甚至还有被淘汰的风险；有的职场人却能够一路披荆斩棘，几年的时间就风生水起、人生得意。两者之间最大的区别，在于学习。也许，那些一直在原地打转的职场人不是不学习，只是他们学习的内容对职业提升没有任何帮助。

小韩在一家知名的英语培训机构做英语老师，她有着过硬的专业技能，却从没有停止过学习。业余时，她喜欢看原版英文书籍、没有字幕的英文影视作品，这一方面是她的爱好，一方面也是她提升自己的英语水平的方法。除此之外，她还做起了公众号，分享自己的教育和学习心得，也会穿插讲述一些相关的趣事。一年以后，她不仅在教育领域得心应手，公众号也做得顺风顺水，给她带来了一笔额外的收入。

所以，对职场人来说，学习固然重要，但有计划地学习更重要。我们要做的不仅是合理安排学习的时间，权衡好学习、工作与生活，更要合理选择学习的内容，确保所学知识是职业提升所需的。在此基础上，如果有多余的时间和精力，我们还可以进一步拓展自己的知识面和技能。这样，职业发展上"穷"才会离我们越来越远。

职场如战场，团队合作很重要

"社畜"一词从日本传入中国后，有了更多自嘲的意味在里面。网络上有一组图，把不同的职场人划分为不同的社畜，其中有一种"社刺猬"，图里对他们的描述是："团建不要找我""只想当个透明人""陌生人不要和我说话""能网上聊就不要当面聊"……

职场中有这样一类人，他们对发展人际关系毫无兴趣，只想守在自己的一方小天地里，做好自己的工作，就像职场中的"孤岛"。我们都知道，合作需要交流、需要默契，所以如果一个职场人长期游离在团队之外，那么他将很难与团队成员合作愉快。

此外，还有这么几种不利于团队合作的情况：心高气傲型，对自己有着迷之自信，喜欢否定他人；自私自利型，凡事只想着有利于自己的一面，不为他人着想；谦虚过度，别人错了不好意思指出来，自己有好的想法也不好意思说出来。

尽管上述几种职场人并不少见，但存在不等于合理。职场如战场，如果只靠一个人单打独斗，将会寸步难行。只有懂得与同事合作，才能在这个没有硝烟的战场上闯出一条属于自己的发展之路。

小莫是一名建筑设计师，他最开始就职于一家国有设计单位，可工作不到半年，就因为无法适应国企的刻板作风而主动离职了。他觉得，私企的氛围更加活泼、自由，能够让他大展拳脚。这不，很快他就入职了一家广州的设计公司。但是一年后，他被辞退了。

事情是这样的，小莫因为是名校毕业的高才生，所以自视甚高，虽然是公司里的新人，却十分自负，一点也没有身为新人的自觉。比如，同事来请教他问题，他总会想："这么简单的问题都不会，还来麻烦我，公司要这样的人干什么？"这种想法流露在外，就是鄙夷和不耐烦，所以虽然他确实解答了问题，却没有讨到半点好处，反而惹人厌恶。此外，每当团队讨论设计方案时，他总认为自己的方案最好，看不上别人的方案，久而久之，就没有人愿意与他合作了。最后，领导认为小莫会影响公司原本良好的合作氛围，于是辞退了他。

公司的发展离不开员工齐心协力的合作，领导固然看重员工的个人能力，但也同样看重其合作能力。因为他们明白，个人的力量永远是有限的，而合作能够让两个"1"结合产生大于"2"的力量。由此可知，无论是对公司来说，还是对个人来说，合作都是不可或缺的。那么，如何才能成为一个会合作、擅合作的职场人呢？

不要做最熟悉的陌生人

职场不仅是工作的地方，也是人际交往的场所，处理好和同事之间的关系，是合作的重要前提。首先，我们要主动接近同事，比如和同事一起吃饭、主动和同事聊天等，不能被动地等待同事来接近我们；其次，适当地向同事求助，有人担心求助是一种打扰，其实求助是拉近我们与同事之间的关系的重要方式，一方面可以体现我们谦虚的态度，一方面能让同事感受到我们对其能力的认可，赢得同事的好感；再次，与同事交流要把握好时间，不在同事休息或忙于工作的时候去打扰；最后，与同事交流时要大方自然、真诚友善。

芸芸最近刚入职一家公司，面对满屋子的陌生同事，她总是感到局促不安，遇到了问题也总是默默地想办法解决。所以无论是工作时间还是休息时间，她总是独来独往。时间一长，她就有了被孤立的感觉，这让她非常痛苦，一度想要辞职。后来，朋友告诉她要善于把握时机，找一些容易聊开的话题主动和同事交流。芸芸左思右想，决定从问问题和聊新闻入手。

这天，芸芸的文档出了问题，她觉得这是一个主动和同事交流的机会。在心里演练了很多遍以后，芸芸终于鼓起勇气开了口，得到了同事非常热心的帮助，这让她觉得和同事交流并没有想象中的那样难。她又开始关注行业新闻，趁着午休吃饭的机会和同事讨论，虽然一开始难免有些紧张，但时间一长也就得心应手了。就这样，芸芸成功从职场"孤岛"中走了出来，真正融入到了新的环境中，工作起来也更加顺心了。

有效沟通，时常肯定

当然，职场中的合作不仅是处理好人际关系那么简单，它需要团队通过分工与配合，高效地完成任务，这就给职场人提出了更高的要求。一方面，我们要学会有效沟通。所谓的有效沟通，简单来说就是用最短的时间达到沟通的目的。所以，在合作过程中，我们要有条理地说，切忌想到哪儿说到哪儿；要尽量简短地说，切忌像裹脚布那样又臭又长。另一方面，我们要不失时机地给予同事肯定，尤其是在同事的做法存在不足、需要改

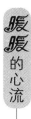

进时，要先扬后抑地说，这样既是为了给予同事信心，也是为了营造良好的合作氛围。

虚心听取，勇于承认

没有完美的职场人，只有不断接近完美的职场人。所以，虚心学习是一个合格的职场人必备的品质，在团队合作中尤其如此。因为在团队合作中，一个人的错误往往会影响到整个团队。所以，我们一定要保持谦虚的态度，认证听取同事的想法和意见。另外，我们还要做一个有担当的人。有的职场人害怕丢脸、被指责，会把自己的错误推卸给别人，殊不知这样做只会适得其反，既无法保住颜面，又可能面临更大的职责，还会破坏自己在同事心中的形象，严重的会被孤立，甚至针对。所以，在团队合作中，虚心和担当也是必不可少的。

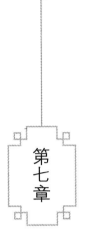

第七章

塑
造
健全的环境适应力

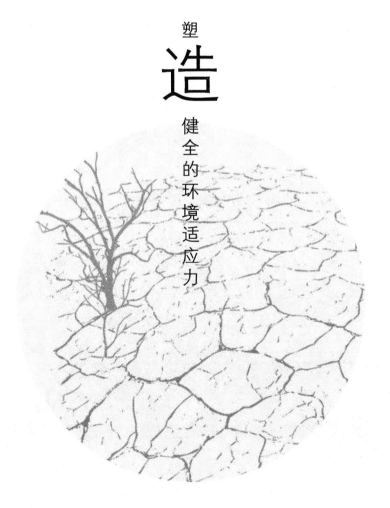

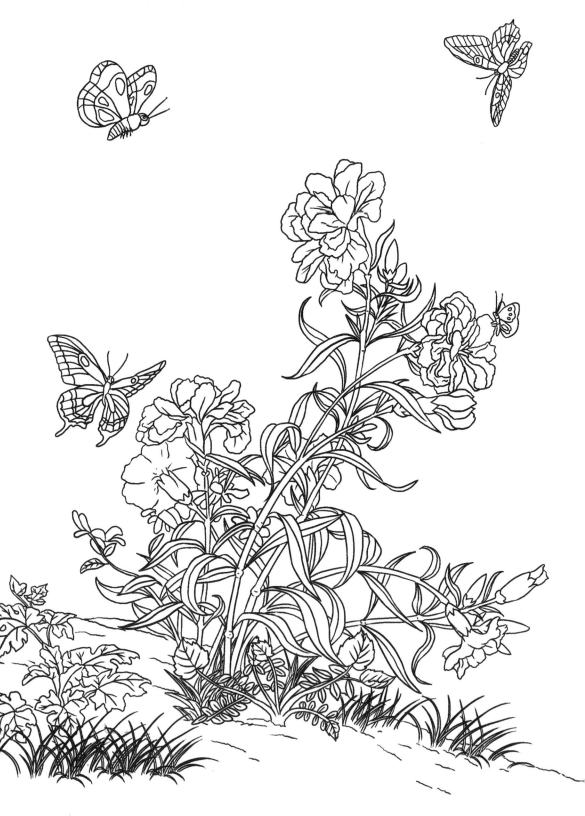

一曲新词酒一杯，去年天气旧亭台。

随遇而安，主动适应环境

很多人害怕改变，不愿意适应新的学校、新的工作。进入一个新环境后，他们习惯将自己"包裹"起来，犹如一个死亡上千年的木乃伊，散发着腐朽的气味。他们被动地等待别人接近，却只能收获失望。实际上，主动地适应环境，一切迎刃而解。

有人喜欢将自己比作一只鸵鸟，说自己习惯逃避现实的问题，不愿意走出舒适圈。然而，现实生活不是童话，我们不得不走出心理舒适区。比如，毕业后，我们需要离开象牙塔，进入社会，为生计奔波；遇到没有发展前途的公司，我们要与旧同事告别，选择新的公司；做出结婚的决定后，我们要和单身的日子说再见；准备抚养小孩后，我们需要转变心态，做好成为一个"爸爸"或"妈妈"的准备。

每个人都需要面对新环境，需要在新环境中找到朋友，找到自己存在的价值。然而，有些人却表示自己没有适应环境的能力，说自己无法短时间内找到安全感。在这些人看来，适应能力似乎是一种天赋，而自己缺少这种天赋技能。他们带着负面的情绪与他人交往，自然难以得到积极的评价。于是，他们更加确定：我不适合新环境！

每个人都会对新环境感到不适应，心理能量强大的人也会对未知产生恐惧。不同的是，强者能够主动地解决问题，挑战生活中那些看似无法战胜的困难，积极地融入新环境中；而脆弱的人只会被动地等待别人拯救，

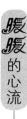

抱怨上天对自己不公。相信没有人愿意陷入抱怨、焦虑的泥沼中。那么，我们应该如何适应环境呢？

随遇而安，找到自己的价值

每个人都希望过上一种幸福、安稳的生活，但世事多变，命运从不按照我们的计划发展。遇到困难或波折时，有人迷茫、焦虑，如同一只失去大树的小鸟，不知道自己该做什么、能做什么；有人随遇而安，无论身处何种境遇，都能找到自己的价值。

宋神宗元丰二年（1079），苏轼因乌台诗案被捕，亲友纷纷被牵连。作为苏轼的挚友，诗人王巩也受到了责罚：贬至宾州（今广西宾阳）任监督盐酒税。生活富足的贵公子被贬至当时经济非常不发达的宾州，这让苏轼非常不安。他给王巩写信，诉说自己的愧疚之情。王巩回信道："我正好有时间修行、做学问。更何况，有柔奴陪在我身边。"

柔奴是王巩的妾室。当时王巩被贬，只有柔奴愿意跟随他去贬谪之地。王巩写诗，柔奴便磨墨；王巩去山水中寻访隐士踪迹，柔奴也一直跟随，并以歌声相伴。多年后，王巩终于回到了京城。苏轼前去拜访，惊讶地发现王巩看上去比以前更加年轻，精神也更好。苏轼向王巩请教养生秘诀，王巩却笑着说："这都是由于柔奴在我身边的缘故啊！"

苏轼转身去看柔奴，发现她的容颜更加红润，心中不解：宾州不是不毛之地吗？为什么当地水土如此养人？苏轼好奇地问柔奴："岭南的风土应该不太好吧？"柔奴回答道："此心安处，便是吾乡。"苏轼大为震惊，提笔写下《定风波·常美人间琢玉郎》。

此心安处，便是吾乡。我们无法控制命运，但能控制自己的心态。身处陌生的环境，我们所能做的就是让心安定下来，用心地感受生活中的甜，努力地发现自己存在的价值。如果能做到这些，那所有挫折和挑战都会成为命运的礼物。

在新的环境中找到生活的意义

人们之所以不喜欢新环境，有时候是因为无法在新环境中找到认同感和价值感。想要解决这个问题，我们首先要想清楚：自己想要从新环境中获得什么？比如，我们进入了一个新公司，但迟迟无法进入工作状态。此时，我们需要弄清楚：自己想要从这份工作中获得什么？

我们可以回顾一下，自己在旧环境中的表现，想一想这些问题的答案：在旧环境中，我最满意的地方是什么？我在什么时候感到不满？那时发生了什么事情？当我们找到了自己最想要获得的东西，如想要在工作中获得安全感、想通过工作提高自己的个人能力等，我们就有了目标和动力，找到了生活的意义。

积极地融入新环境中

如果我们无法离开新环境，或认为新环境更适合自己，那么我们就要积极主动地融入新环境，提升自己在新环境中的幸福感和价值感。那么，我们可以做些什么呢？

积极主动地和新环境中的人沟通和交流。有些人害怕拒绝，所以总是被动地等待着。殊不知，主动地释放自己的善意，会让对方觉得自己被尊

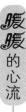
重、被重视，从而对我们留下不错的印象，有益于以后的交往。

真诚地对待每个人。在人际交往中，适当的袒露自我能够获得对方的信任和支持。有些人出于自我防御的本能，在新同事、新伙伴交往时总说言不由衷的话，殊不知这样的行为会让对方也树立起心理防线，不利于彼此之间的沟通。

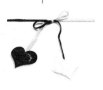

了解自己，改变自我的第一步

"如果不能改变环境，那就去适应环境。"这是近年来人们常说的一句话，也是"适者生存"法则的集中体现。适应环境，说起来简单，做起来却不太容易，因为它需要我们改变自身不适应环境的部分，也就是要部分地改变自我。

于是，问题接踵而至：我们需要改变自己的哪些地方？如何才能改变？要改变成什么样子……这些问题纷繁复杂，让人毫无头绪，但这些都是表象。在表象下面，只有一个问题：我们了解自己吗？只要真正了解了自己，那么上述问题就都可以迎刃而解。

在我们的一生当中，打交道最多的人不是父母，不是爱人，不是孩子，也不是知心朋友，而是我们自己。可是往往我们最不了解的人，也是自己。于是，在春风得意的时候，我们会过度地高估自己；在遭遇挫折的时候，我们会错误地低估自己。这一切，都是因为我们眼中的自己和那个真实的自己错位了，我们无法对自己做出准确、客观的评价。一个连自己都不了解的人，又何谈改变自我、适应环境呢？

小志毕业于某师范大学的数学系，在一家培训机构担任数学教师。在他工作的第三年，教学主任离职了，这给了小志晋升的好机会。和小志一起竞争这个职位的有两名同事，但小志对自己充满信心，因为他的续班率是最高的。但结果出乎意料，他落选了。小志觉得一定是公司偏心，感到十分不满。

一个周末，小志和一个关系很好的同事吃饭，把自己的不满一股脑儿地说了出来。同事想了想，说："其实吧，这事儿也不能全怪公司。"小志不解："不怪公司，难道还是我的问题？"同事说："你的教学能力是很强，续班率是很漂亮，但是，你身上有一个很大的问题。"小志疑惑地问："什么问题？"同事说："你太喜欢生气了，你看，你现就在生气。"

小志一愣，这才意识到最近这一年多，自己确实动不动就不高兴。想到这里，他心头的火顿时就消了："哎呀……我之前都没有意识到，你这么一说，确实有这回事。"同事笑着说："你原来挺阳光的，怎么现在这么爱生气了？"然而小志自己也是一头雾水。此后，小志在工作中会刻意压制自己的脾气，但他发现越是压制，爆发的时候就越厉害。小志觉得，压制脾气不是办法，重要的是要知道自己为什么爱生气。

有一天，小志看到了一个词：傲慢心。突然间，以往生气的场景一幕幕浮现在他的脑海中，他似乎明白了什么。一直以来，小志都是一个谦虚的人，甚至有点自卑，但是工作以后，突出的成绩让他不知不觉变得傲慢了，这种傲慢让他在潜意识里觉得自己高人一等，有资格随意发脾气……他也才意识到，自己不是没有脾气，而是因为自卑一直在压抑自己的脾气，等到了自认为不需要压抑的时候，脾气就变成了脱缰的野马。而说到底，现在的傲慢也是自卑导致的，是自卑的另一种极端。了解到了这点以后，小志开始有意识地培养自信心、消除傲慢心，渐渐地，他又是从前那个阳光开朗的年轻人了，但与之前不同的是，他更加豁达、从容了。他相信，如果晋升的机会再次到来，现在的自己一定比当初的自己更有竞争力。

了解自己，是改变自我的第一步。它能够让我们看清自己与周围环境的冲突点，帮助我们了解自己身上存在的不足，让"改变自我"的行为有明确的目标和方向。如此，我们才能更好地适应周围的环境。那么，我们应该如何了解自己呢？

通过不同的渠道了解自己

我们可以通过观察生理自我、心理自我和社会自我了解自己，生理自我包括身高、外貌、体态等；心理自我包括性格、情绪等；社会自我包括角色定位、人际关系等。我们可以通过他人的评价了解自己，但要做到虚心听取、冷静分析。我们还可以通过比较了解自己，包括与过去的自己比较，以及与同龄人或者和自己条件相近的人比较。此外，工作、阅读、社会实践等也都是了解自己的有效渠道。

反思和总结必不可少

有人可能会问：我也试图通过上述渠道来了解自己，但到头来还是不清楚自己是一个怎样的人、有哪些地方需要改变，这是为什么呢？这是因为，我们没有对上述所得进行反思和总结。反思总结最好的办法是写日记，经常归纳自己的优点和缺点。

清朝时，有一个人，和大多数人一样，在很多方面都很平庸。30岁时，这个人觉得自己不能再这样虚度光阴，于是给自己设定了"学

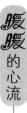

做圣人"的目标。此后，他开始每天写日记。最开始，他的日记就是流水账，记录的都是生活琐事。但是慢慢地，他开始在日记中反思、总结。在这个过程中，他越来越了解自己，同时不断地改变和完善自己。这个人，就是我国历史上著名的文学家、政治家、理学家和战略家曾国藩。

珍惜独处，和自己对话

很多人害怕孤独，但孤独并非洪水猛兽。相反，它是我们了解自己的绝佳时机，因为当我们处于与世隔绝的状态，不再受到外界的打扰，才能静下心来审视自己，和自己对话。这时，我们可以问自己一些问题：我是谁？我是一个怎样的人？我想做什么？我想成为什么样的人？我为什么生气、不满……可以只问一个问题，可以没有答案。当然，除了问问题，我们也可以和自己聊聊天。通过这种与自己零距离的静谧对话，我们就能够慢慢看清自己真实的轮廓，再由轮廓到细节，从而真正了解自己。

想做大事，就要从小事开始

有这样一棵参天大树，它经历了四百多年的风霜雨雪，甚至经历过无数次雷击，都活了下来。游客在看到它时，无不惊叹它的雄伟挺拔，无不赞美它的顽强不屈。可是面对种种赞誉，大树只是淡然一笑，因为它永远记得最初的时候，自己只是一颗不起眼的种子。

"天下大事必作于细，天下难事必作于易"，意思是任何大事都是从细微的小事开始的，任何难事都是从容易的部分发展而来的。一些人踌躇满志地步入职场，可是他们渐渐发现，自己每天接触的都是一些鸡毛蒜皮的小事，晋升似乎遥遥无期，于是满腹牢骚、频繁跳槽，或者自暴自弃，当起了"撞钟的和尚"……这类人，不是社会不重视他们，而是他们无法适应社会这个复杂的环境。

诚然，每个人都希望自己在职场上顺风顺水、平步青云，但无数事实告诉我们：只有踏踏实实地从小事做起，在职场中步步为营，才会离成功越来越近，这就是"泰山不拒细壤，故能成其高，江海不择细流，故能就其深"的道理。

阿文大学毕业以后，留在学校所在的城市发展，可是换了好几份工作都不满意。有一次，他在电话中向爸爸抱怨："现在的公司都不懂用人，只会让新人做一些没有意义的小事，这样新人还怎么发展

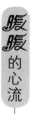

呢？"爸爸说："你一个人在外面打拼挺辛苦的，也快过年了，你不如回家休息一阵，顺便给我们家超市帮帮忙。"阿文一口答应了。

回家以后，阿文每天在自家超市里忙忙碌碌，却还是开心不起来，因为爸爸只让他卸货、上货、打扫卫生，这让他觉得很憋屈。所以，他的眼睛里没有一丝神采。很快，爸爸发现了这个问题，决定要找个机会开导开导儿子。

这天，爸爸让阿文和自己一起擦拭货架，阿文敷衍了事，边边角角的地方都没有擦到。爸爸并没有责备他，而是擦完了自己负责的货架后，默默地擦起了阿文擦过的货架。阿文见状，不解地说："爸，你擦那些地方干什么？客人又看不到。"爸爸笑着说："不是看不到，是不显眼，但是一旦灰尘积多了，就能看到了。你想想，如果你去一家超市，看到货架的角落里黑黢黢、脏兮兮的，你还愿意买东西吗？"阿文听了，觉得很有道理，就让爸爸去休息，自己重新擦一

遍。这一次，他擦得很干净。

擦完以后，看着干净整洁的货架，阿文觉得很有成就感，心情也好了起来。这时，爸爸趁机说："儿子，明天你跟我一起订货吧。"阿文眼睛一亮，自己之前提过很多次要订货，可爸爸都不让，今天是太阳从西边出来了吗？爸爸似乎猜到了阿文的想法，笑着说："我看你现在能把擦拭货架这样的小事做好了，所以也放心让你参与订货这样的'大事'了。"那一瞬间，阿文似乎明白了什么。

过完年以后，阿文又回到了那座城市，很快就找到了一份比较满意的工作，虽然还是从最基础的事情做起，但是他再也不抱怨了。因为爸爸让他懂得了一个道理：对当前的自己来说，把小事做好最重要。

现在，人们掌握的知识和技能越来越多，好高骛远、不愿意做小事的人也越来越多。可是，"不积跬步，无以至千里"，如果没有一件件小事积累下来的能力和经验铺设的阶梯，我们的人生如何"步步高"呢？要知道，平步青云不一定是好事，如果没有扎实的基础，那么往往爬得越高，摔得越惨。所以，胸怀大志固然是一件好事，但是比远大的抱负更重要的，是起步时的点滴小事。

从小事做起，需要好心态

一些人不愿意从小事做起，是因为觉得小事配不上自己的才学，做这些事很"掉价"，这其实是心态出了问题。工作的区别，是分工的不同，并不存在高低贵贱之分。清洁工、超市收银员、外卖送餐员……这些看起来都是小事，却与我们的生活品质息息相关，谁能够否认其价值呢？所以，从小事做起，需要我们调整好心态，正确认识"小事"的作用和价值。

从小事做起，需要耐心

在这个提倡个性、自由奔放的时代，很多人心浮气躁，很难沉下心来好好做事，尤其是小事。但是，往往小事最需要的就是耐心。如果缺乏耐心，就免不了在小事中丢三落四、漏洞频出。培养耐心，我们可以在生活中多做一些能让自己静心的事情，如下棋、阅读、打扫卫生等；然后，选择一件可以天天去做的事，督促自己每天坚持完成。

从小事做起，需要责任心

小事不等于无关紧要的事，事实上，很多时候，大事的成功与否，就

第七章 塑造健全的环境适应力

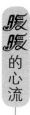

取决于小事做得是否到位。我们无法想象，领导让我们给客户寄快递，而我们写错了门牌号；我们也无法想象，接听客户电话时，叫错了客户的名字……

　　一些跨国公司在招聘员工时，会让面试者打扫厕所，只打扫了看得见的地方的面试者被直接淘汰了，把每个角落都打扫得很干净的面试者则进入了下一轮。因为只有把小事做好的人，才有能力做好大事。所以，从小事做起，我们不能只满足于"做"，而是要用"把每一件小事做好"来严格要求自己，在小事上尽职尽责，不仅是对集体负责，也是对自己负责。

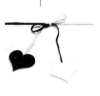

洞察人心，要从细微处着手

"人可以什么都不会，但必须有认清他人心理的能力。"美国心理学家斯金纳如是说。我们每天都要和许多人打交道，这些人构成了我们周围环境的一部分。所以，想要更好地适应环境，我们就必须具备洞察人心的能力。

进入一个新环境时，我们往往会不知所措、缺乏安全感，这是因为我们对周围的人一无所知，这是很正常的状态。社会是复杂的，人们已经习惯于隐藏起自己真实的一面，在不同的场合戴上不同的面具。

如果我们不会洞察人心，那么我们看到的就永远是他人想让我们看到的，这意味着我们不仅很难与他人建立起融洽、亲近的关系，而且常常处于被动，被他人牵着鼻子走。反过来，如果我们能够透过面具，看懂他人的真实想法，就可以变被动为主动，快速地被周围的人接纳、喜欢，从而建立起良好的人际关系。因此说，洞察人心的能力，与适应环境的能力息息相关。

小英在家具店做导购，面对形形色色的顾客，她总有无从下手的感觉。和她比起来，前辈王姐就老练得多，业绩一直不错。

这天，一个中年男人带着母亲进店，小英赶紧迎上去，问他们想买什么家具，男人淡淡地说："就随便看看。"小英还想说什么，王姐却悄悄冲她摇了摇头，然后笑着对男人说："没关系，随便看。"男人点点头，挽着母亲走到了坐具区。

几分钟后，男人到角落去接电话，老太太又转了一会儿，在一款布艺沙发前停了下来。王姐走上前去，说："阿姨，您要是喜欢，可以坐上去感受一下。""不了，弄脏了就不好了。"老太太摆手。王姐说："沙发摆出来就是给顾客坐的，您试试吧。"老太太这才坐了上去，随即露出了舒心的表情。王姐见状，又介绍起了产品的优势：坐着舒服、容易清理、材质好、款式新、上档次……

这时，男人接完电话回来了，王姐笑着说："大哥，阿姨好像很喜欢这款沙发，您来看看她老人家的眼光怎么样？"男人试坐了一下，也觉得不错，但是问了价钱以后，皱了皱眉。老太太也说太贵了，再看看别的。看到这里，小英觉得没戏了，却见王姐半开玩笑地说："阿姨心疼儿子花钱了，大哥您好福气。"男人听了这话，对老太太说："妈，咱不考虑钱，您觉得这沙发怎么样？"老太太说："哪里都好，就是太贵……"王姐不失时机地说："一分价钱一份货，坐着舒心比什么都重要，而且现在有新款让价活动……"就这样，王姐又做成了一单生意，而且只比标价便宜了一百元。

这对母子走后，小英赶紧请教："王姐，他们都觉得产品贵，要我肯定卖不出去了，您是怎么'扭转乾坤'的？"王姐笑着说："你没注意到吗？那个大哥皱眉的时候正看着老太天，那眼神让我觉得他对老太太很好，而且价钱不是不可以接受；而老太太嘴上说贵，却没有站起来，说明她很喜欢那款沙发。所以，只要我再推一把，事情就能成。"听了这番话，小英终于知道了王姐的厉害之处，那就是善于洞察人心。

洞察人心说起来简单，可是千人千面、一人多面，更何况人心看不见、摸不着，也无法用科学仪器去探知、去测量，究竟如何洞察？这个问题难倒了不少人。其实，人的心理活动是有规律可循的，它往往会流露于外，比如一句话、一个手势、一个眼神。了解了这种规律，我们就可以做到见微知著，在复杂的人际关系中游刃有余，从而更好地适应环境。想要成为洞察人心的高手，就要善于捕捉和解析细微之处。

洞察人心，脸色是晴雨表

脸色好比一个人的"心情预报员"，所以，我们看人时要先看脸色。人类基本的面部表情有六种：喜悦、悲伤、厌恶、愤怒、惊讶和恐惧。虽然不是每个人都会把自己的喜怒哀乐写在脸上，但除了受过专业训练的人员以外，大部分人都会在不经意间把自己的心情写在脸上的细微处。比如，一个人如果嘴唇紧抿、鼻孔外翻，说明其正处于愤怒之中；如果一个人突然睁大眼睛，往往表示惊讶。通过观察他人的脸色，我们可以初步了解对方此刻的心情是好是坏，从而选择正确的谈话时机和谈话内容。

洞察人心，把握肢体语言

人身体的各种动作，往往能够传达出比话语更加丰富、真实的信息。比如，把双手抱在胸前，通常是不接纳、疏远的信号；摸后脑或者脖子，通常是厌倦或撒谎的信号；频繁地摸手腕、袖口，或者搓手，通常是紧张、不安的信号；如果谈话时对方的身体微微前倾，说明其对这场谈话有兴趣。

洞察人心，结合经验下结论

洞察人心不是记住条条框框的规律这么简单，人们总结出来的规律

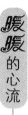

具有普遍性，但并不是绝对的。比如，一些职场老手精于洞察之道，他们会有意识地控制自己的面部表情和肢体语言，传达出和内心的真实想法不一样的信息，以此来迷惑对方。所以，洞察人心，不仅要观察，还要学会分析和判断。这就需要我们在人际交往中注意经验的积累，结合经验下结论。

刚柔并济，为人处世之大智慧

在这个世界上，最柔软的东西是水，最坚硬的东西也是水。水可以利万物而不争，也可以一怒而卷走千钧泥石；水可以在无声中滋润万物，也可以在无声中把顽石滴穿。水，将"刚柔并济"的大智慧诠释到了极致。

曾国藩被毛泽东称为"千古第一完人"，他有一套为人处世的秘诀，可以简单地概括为：含刚强于柔弱之中。我们都说凡事过犹不及，做人太过强硬，不好；太过柔弱，也不好。最好的状态是柔中有刚、刚中有柔、刚柔并济。

在现实生活中，有很多人的确很有能力，但是因为做事太强硬、做人太强势，所以并不受人欢迎，甚至遭人厌恶，人人避而不及，以至于努力多年仍然没有什么发展。还有一种完全相反的人，他们唯唯诺诺、优柔寡断，遇事总喜欢逃避、示弱，这种人很容易受到欺负、压制，还会因为缺乏魄力而无法担当重任。

明宇大学毕业后在职场上打拼了几年，有了一些积蓄和资源后，他毅然辞职，走上了创业之路。又过了几年，明宇公司的员工人数从最初的三人发展成了五十多人，规模已经不可同日而语。明宇的公司之所以可以发展壮大，和他刚柔并济的管理风格密不可分。

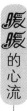
在工作中，明宇对员工的要求十分严格，员工犯了错误，他该批评批评、该纠正纠正，一点儿也不含糊；员工有做得不足的地方，他会第一时间提出来，督促员工改正和完善。但是，在工作之余，明宇就像一个和蔼的大家长，需要加班加点赶项目的时候，他会和员工一起熬夜，给员工加餐；每一个员工都会在生日当天，收到明宇准备的生日礼物；员工家里有困难了，明宇会主动关心，并提供经济上的帮助……有一次，明宇去外地开会，回来时给每个员工都带了一份特产，让员工们觉得心里暖暖的。

正是因为明宇深谙刚柔并济的用人之道，所以员工们都十分拥护他，愿意在他的手下做事，并且都尽心尽力。如此，公司才能够在激烈的市场竞争中披荆斩棘，走出属于自己的发展之路。

一个人如果没有"刚"，就没有了尊严和气魄，难以立身；一个人如果没有"柔"，就会显得咄咄逼人，从而四处树敌。说到底，无论是"刚"还是"柔"，都是一种为人处世的策略，两者各有优势和劣势，只有结合起来，才能实现互补，针对不同类型的人灵活调整策略，让我们在人际交往中游刃有余。那么，我们如何才能做到刚柔并济呢？

巧用"糖衣炮弹"避免冲突

在人际交往中，"糖衣炮弹"是一个中性词，是刚柔并济的沟通策略的一种。在生活中或者工作中，当我们和他人意见不合，想要说服他人，或者需要指出他人的不足和错误时，往往会有顾虑：会不会伤害了对方的自尊心？会不会惹得对方不高兴？会不会打击了对方的积极性……这时，尝试将"刚"的话"柔"着说，对方会更乐于接受。

小城来公司一个月了，虽然还没过试用期，但是能力强，而且踏实认真，所以深受上司的喜爱。但是，小城有一个缺点，就是邋遢。其他同事的办公桌都收拾得整整齐齐的，只有小城的办公桌乱糟糟一片，要用什么都要找半天。重要的是，经常有客户来公司谈合作，而小城的办公桌正好位于办公室门口，很影响公司的形象。上司考虑到直接指出小城的不足，会伤害小城的颜面，打击小城的工作积极性。于是，他决定用一种委婉的方法提醒小城。

　　这天，上司趁着给小城指导工作的机会，表扬小城说："现在啊，像你这样能干、态度又好的年轻人不多见了，好好干，我相信你转正没问题的。"小城开心地说："谢谢领导夸奖，我会继续努力的。""哈哈，好！对了，我昨天给你的资料呢？这个项目挺重要的，我再给你讲讲。"小城一听，立刻翻找起来，几分钟以后才找到，不好意思地递给上司。上司接过资料，笑着说："我教你一个办法吧，你下次就不用这样费劲地找东西了。"说完，就开始指导小城整理办公桌。整理完以后，上司问："怎么样，是不是清爽多了？"小城点点头。上司又说："这下客户来我们公司，一定会留下一个好印象，公司的形象就靠你啦！"小城这才明白了上司的用意，感激地笑了。

原则问题，不能让步

　　有时候，人们为了避免与他人发生冲突，往往会无原则地顺从、退让，这是一种极端的"柔"，结果只能是给自己带来无尽的困扰和麻烦。所以，遇到原则问题时，我们可以用"柔"的方式去应对，但一定要底气十足地表明自己的立场，让对方看到我们决不让步的态度，这是生而为人的尊严与气魄。

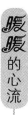

审时度势，灵活选择

　　刚柔并济地与人相处，要做到审时度势。一方面，我们要观察谈话的对象，如果对方生性好强、不愿低头，那么我们可以以柔克刚、柔中带刚；如果对方没有主见、摇摆不定，那么我们可以以刚克柔、刚中含柔。另一方面，我们要注意谈话的场合，如果是人多的场所，应尽量避免以刚克柔，以免伤害对方的白尊心，影响双方之间的关系；反之，则可以根据对方的性格灵活选择谈话策略。

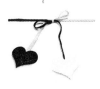

管好自己的秘密，切忌授人以柄

　　如果把世界比作汪洋大海，那么每个人都是海上的一座冰山，露出海面的部分是他们愿意呈现给世人的一面，位于海面之下的部分则是他们想要保守的秘密。这并不奇怪，每个人都有不愿意为人所知的隐私。

　　但是，秘密不是绝对的，因为面对不同的人时，我们想要隐藏的部分是不一样的。比如，我们会向好朋友吐槽领导，却不会在不熟悉的同事面前说领导的半句不是；我们会在知己面前谈论前对象，却不会在刚刚交往的现任面前提及此人。总的来说，关系越近的人，我们可以透露的秘密越多，反之则越少。

　　那么，如果我们错误地判断了自己和某个人关系的亲疏，以至于把不该透露的秘密透露给了对方，结果会如何呢？最好的情况是，对方并没有把这个秘密放在心上；最坏的情况是，对方会利用这个秘密来伤害我们。而后一种情况，正是授人以柄的可怕之处。

　　阿翔在上一家公司工作了三年多，表现突出，还得到了晋升，却在晋升后不久就辞职了。而这一切，都和同事小许有关。

　　三年前，小许和阿翔一起进入这家公司，两个人被分在同一个部门、同一间宿舍，又是同龄，因此很快就熟悉了起来。两个人在工作上互相帮助，还经常一起打游戏、一起吃夜宵、一起旅游，吐槽领导、吐槽同事。但是，自从阿翔被提拔为部门经理以后，小许对他的态度就变了，阿翔每每约他，他都说没空。

阿翔刚刚当上主管，要适应不少新工作，所以并没有把小许的变化放在心上。但是渐渐地，他就听到了一些关于自己的流言蜚语：说了哪个领导的坏话、看不起哪个同事、嫌弃公司待遇差、想跳槽……一时间，阿翔成了公司的众矢之的，不仅管理工作开展得磕磕绊绊，就连领导看他的眼神都怪怪的。

不用想，阿翔也知道这些话是谁传出去的，但是他不愿意相信，因为他一直把小许当成最好的哥们儿。直到有一天，阿翔亲耳听到了小许和同事们的对话。那天，他外出办事，因为有一份资料忘带了，就回公司拿，走到办公室门口时，他听到了小许的声音："阿翔那个人，野心大着呢，有一次他喝多了，跟我说副总要本事没本事，要魅力没魅力，总有一天他要把他挤下去，自己当副总……"阿翔气不打一处来，推开门，其他同事见状，尴尬地做起了工作，小许也有点慌。阿翔本想质问小许、替自己辩解，可是他明白这样做没有任何意义，于是他装作什么都没有听到，拿了资料就离开了

晚上回到宿舍，阿翔问小许为什么要这样做，小许说："我们一起进公司，一起做项目，凭什么你当上了部门经理，而我什么都不是！""所以你就到处说我坏话？亏我把你当朋友，算我瞎了眼！"经过这次事情以后，阿翔知道自己在公司里待不下去了，只好选择辞职。

环境总是处在或快或慢的变化之中，这是我们无法掌控的。但是，我

们可以管好自己的秘密，防止授人以柄，受到伤害，这既是对自己的保护，也是对自己负责的表现。所以，无论是在生活中，还是在职场中，我们都要注意自己的言行，谨防它们无意间将我们心底的秘密透露出去。那么，我们具体应该怎么做呢？

正确判断亲疏关系

亲疏关系在很大程度上决定了我们与他人相处时，应该言浅还是言深，也就是能够向对方透露什么秘密、透露多少秘密。但是，人与人之间的关系很奇妙，看似亲近的不一定亲近，看似疏远的不一定疏远。所以，身为当事人，我们一定要正确判断与他人的亲疏关系，对真正亲近的人可以多说一些，反之则少说甚至不说。如果无法判断，那就一定要谨言慎行，尤其是在职场中。

职场中少说闲话和私事

职场如战场，因为职场中有竞争、有利益纠葛。为了不在职场中授人以柄，我们最起码要做到两点：第一，不在背后说下属、同事和领导的闲话，避免被人断章取义、曲解意思，也尽量不要听同事说他人的闲话，避免被误认为"传话筒"；第二，在职场中要做到公私分明，平常的聊天可以，但不要说太多自己的私事，比如，伤心事、困难事可能成为他人日后攻击我们的"利器"，开心事、得意事则可能引发他人的嫉妒之心。

采取措施，及时挽回

如果我们没有管好自己的秘密，导致授人以柄，此时，我们应该及时采取措施，尽力挽回局面。比如，我们在背后说了某人的坏话，被当事人

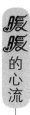

知道了，我们应及时向当事人道歉，并给出合理的解释；别人知道了我们的伤心事，故意在我们的伤口上撒盐，我们要控制好自己的情绪，淡然处之，不要把软弱的一面暴露于人前，这样对方就会觉得没意思，从而不再继续了。

需要强调的是，事情如果到了需要我们采取措施挽回的地步，那么我们已经非常被动了，事情的结果也不是我们可以掌控的。所以，我们还是要时刻提醒自己：管好自己的秘密，切忌授人以柄。

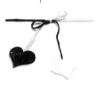

积极归因，实现良性发展

在生活和工作中，每个人都会遇到困难。这时，有的人会认为这是外部环境导致的，有的人则会认为是自己的能力不够导致的。这是两种截然不同的思考方式，前者属于外归因，后者属于内归因。那么，什么是归因呢？

我们遇到事情时，会习惯性地对事情发生的原因进行分析和推测，这个过程其实就是归因。所以，归因其实是一种非常普遍的心理过程。如果我们总是把事情发生的原因归咎于自己的性格、能力、态度、努力程度等内在因素，就属于内归因；如果总是归咎于运气、环境、资源等外在因素，就属于外归因。很显然，这两种归因方式都不利于我们的发展。

小芝在一家医疗器械公司做文案策划，刚刚步入职场时，她对自己的职业生涯充满信心，每天都兢兢业业、认真负责地完成领导交代的每一项任务。但尽管如此，小芝还是经常被领导批评，原因是公司网站的流量一直上不去。领导最常挂在嘴边的话是："你能不能有点新意？写的东西跟七八十岁的老太太写的一样。"慢慢地，小芝也觉得自己的写作水平不行、创新能力不行……因此，她在工作中越来越感到力不从心，甚至对办公室和领导产生了恐惧心理。

有一天，小芝和朋友吃饭，跟朋友说自己可能不适合做文案，打

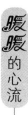

算辞职，试试别的行业。朋友听了小芝的诉苦后，说："你怕不是被你们领导'洗脑'了吧，你们公司主要做的是轮椅，目标人群本来就不多，我觉得网站没流量不能怪你。而且，轮椅这东西怎么写出新意啊？写它能带你飞吗？哈哈……"这一席半开玩笑的话把小芝逗乐了。朋友看见气氛活跃了起来，接着说："我跟你说啊，有的领导可会甩锅了……"

这次饭局之后，小芝的想法发生了转变。她开始认为，领导所有的批评要么是在给自己"洗脑"，要么是在甩锅。总之，自己是没有问题的。因为有了这种想法，小芝对办公室和领导的恐惧变成了厌恶、不耐和不屑，体现在工作中，就是态度敷衍、做事散漫。久而久之，领导对小芝越来越不满，终于找了一个理由把她辞退了。

习惯内归因的人，会把所有的错误和责任都揽在自己身上，认为凡事都是自己的错，这会让他们背负巨大的精神压力，甚至产生自我怀疑，只有得到他人的正向平价时，才能看到自己的能力，从而变的自卑、敏感、消极。和内归因对立的另一个极端是外归因，认为凡事都是他人的错，因此常常指责、埋怨他人或其他外部因素，导致难以发现自己的不足，长此以往，将很难有所成长。当然，内外归因也可以在一个人身上共存：把失败归咎于外，把成功归咎于内；或者把失意归咎于内，把得意归咎于外。

无论是哪种情况，都是不能正确认识自己和外部环境的体现，都是消极的归因方式，会不同程度地影响我们的环境适应力。积极的归因方式是：对事情的内因和外因进行综合考量，全面、客观认识自己和外部环境，对下一次行为产生积极的指导作用。那么，如何才能做到积极归因呢？

先处理情绪，再进行归因

在情绪的影响下，我们容易做出不正确的归因。所以，无论是失败还是成功、失意还是得意，我们都要先稳定自己的情绪。等到冷静下来以后，再客观地分析原因。

浩明是一家公司的行政人员，有一次，领导让她打印一份开会要用的文件，他却打印了一份与会议无关的旧资料交给了领导。可想而知，会议结束后，领导把浩明叫到办公室，狠狠地训斥了一顿。浩明也很生气，不服气地想：虽然是我打印错了文件，但是你拿到文件的时候也没有检查啊，凭什么把所有的责任都推到我身上？直到回到座位上，慢慢冷静下来以后，浩明才意识到，这件事确实是自己的粗心大意造成的，自己责无旁贷。

侧重内因，但切忌走极端

在进行归因时，我们既要看到内因，也要看到外因。但总的来说，应更侧重于内因。一方面，这样做能够让我们看到自己的问题，避免再犯同样的错误；另一方面，内归因能够激发我们的责任感和进取心。所以，侧重内因能够产生积极的结果，是一种积极的归因方式。但是，侧重内因不等于一味地进行内归因，否则就会走极端，把归因变成盲目的自责，变积极为消极。

侧重可控归因，积极改变

归因还可以分为可控归因和不可控归因。分析种种内因和外因，我们

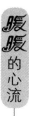

会发现，有一些是可以控制的，包括性格、能力、人际关系等；还有一些是难以控制的，包括家庭背景、外貌、性别等。一个人缺乏发展所需的人脉资源，如果归咎于自己的出身、外貌等，就属于不可控归因；如果归咎于自己的社交能力、人格魅力等，则属于可控归因。

很显然，不可控归因会让我们把时间和精力浪费在没有意义的地方，不仅无益于成长，还会把我们拖入自怨自艾、自暴自弃的泥潭；而可控归因能够为我们今后的成长提供明确的、有益的导向，让我们朝着更加积极的方向发展。

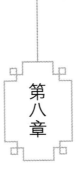

第八章

别让

心

理障碍困住自己

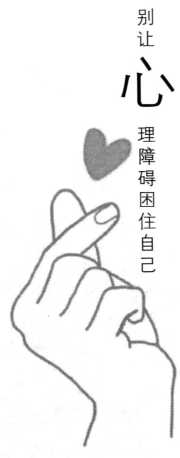

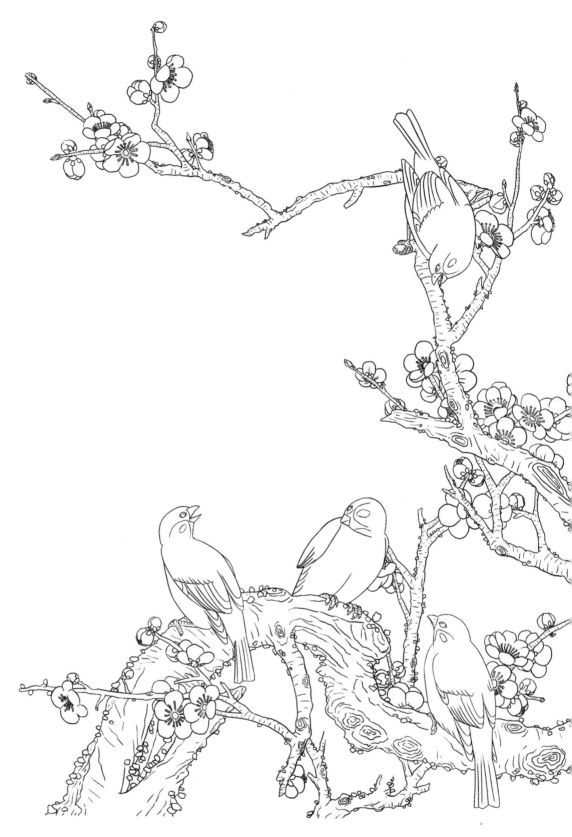

采菊东篱下，悠然见南山。山气日夕佳，飞鸟相与还。

心身疾病的认识与预防

心身疾病的概念是什么？长期以来，心身疾病对人类健康构成严重威胁，是造成死亡率升高的主要原因，日益受到医学界的重视

"心身的"（psychosomatisch 或 psychosomatik）一词最早见于德国哲学家和精神病学家 Heinroth（1918）的一篇文章中。"心身医学"（psychosomatic medicine）是由 Deutsch（1922）提出。而"心身疾病"提出应归功于 Halliday，特别是 Alexander 的大力提倡。长期以来，心身疾病对人类健康构成严重威胁，是造成死亡率升高的主要原因，日益受到医学界的重视。

狭义的心身疾病的概念是指心理社会因素在发病、发展过程中起重要作用的躯体器质性疾病，例如原发性高血压、溃疡病。至于心理社会因素在发病、发展过程中起重要作用的躯体功能性障碍，则被称为心身障碍（psychosomatic disorders），例如神经性呕吐、偏头痛。

广义的心身疾病的概念

广义的心身疾病的概念就是指心理社会因素在发病、发展过程中起重要作用的躯体器质性疾病和躯体功能性障碍。显然，广义的心身疾病包括了狭义的心身疾病和狭义的心身障碍。

顺便指出，心身疾病和心身障碍在目前文献中有时被混合使用。心身疾病和心身障得之间本身也存在交叉和重叠。一些著作中提到的心身障碍

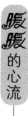

有时还会笼统包括一部分心身疾病和一部分神经症，故广义的心身障碍和广义的心身疾病有时几乎是同义语。

根据美国心理生理障碍学会制定的心身疾病的分类如下：

1、皮肤系统的心身疾病有神经性皮炎、搔痒症、斑秃、牛皮癣、慢性荨麻症、慢性湿疹等。

2、骨骼肌肉系统的心身疾病有类风湿性关节炎、腰背疼、肌肉疼痛、痉挛性斜颈、书写痉挛

3、呼吸系统的心身疾病有支气管哮喘、过度换气综合症、神经性咳嗽。

4、心血管系统的心身疾病有冠状动脉硬化性心脏病、阵发性心动过速、心律不齐、原发性高血压或低血压、偏头痛、雷诺病。

5、消化系统的心身疾病有胃、十二指肠溃疡、神经性呕吐、神经性压食、溃疡性结肠炎、幽门痉挛、过敏性结肠炎。

6、泌尿生殖系统月经紊乱、经前期紧张症、功能性子宫出血、性功能障碍、原发性痛经、功能性不孕症。

7、内分泌系统甲状腺功能亢进症、糖尿病、低血糖、阿狄森病。

8、神经系统的心身疾病有痉挛性疾病、紧张性头痛、睡眠障碍、自主神经功能失调症。

9、耳鼻喉科的心身疾病有梅尼埃综合征、喉部异物感。

10、眼科的心身疾病有原发性青光眼、眼睑痉挛、弱视等。

11、口腔科的心身疾病有特发性舌痛症、口腔溃疡、咀嚼肌痉挛等。

12、其他与心理因素有关的疾病有癌症和肥胖症等。

以上各类疾病，均可在心理应激后起病、情绪影响下恶化，药物治疗和心理治疗的动态协同有助于病情的康复。

自然灾害之后的心理调适

地震、洪水、泥石流等自然灾害不仅毁掉了我们的家园，让人遭受经济上的损失，还给受灾群众的心理带来了创伤。灾区人民眼前是满目疮痍的家乡，是受伤的亲人、朋友，心中的痛苦可想而知。那么，自然灾害后如何进行心理调适呢？

在大自然面前，人类显得格外渺小。比如，一场地震毁掉了好几座城市，让上百万人失去家乡，夺走上万人的性命，造成十几亿的经济损失。站在已经是废墟的家乡中，耳边回荡着亲人、朋友的哭泣声，甚至要面对亲人逝去的悲惨现实，受灾群众所要承受的心理压力可想而知。有些人因此产生焦虑、绝望、恐惧、愤怒等负面情绪，并让这种情绪长久地影响自己的生活。

2017年湖南洪灾过后，当地一位17岁的学生很长时间都没有摆脱噩梦。他故意绕远路去上学，只为避免路过一段山坡，在洪灾中那里发生了泥石流。他每天都要和朋友一起上学，尤其是水性好的朋友。即便如此，他还是经常做噩梦，梦见自己被洪水吞没。他经常出现战栗、头晕、恶心等症状，但去医院检查后，又发现身体没有任何异常。

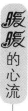

人类大多对突如其来的自然灾害毫无还手之力，当外在环境突然发生改变，人会立刻进入一种极端紧张的状态中，发现自身能力和生存需求的失衡，进而出现一系列应激行为。因此，在自然灾害过后，受灾群众出现负面情绪或不良的症状是很正常的。那么，我们应该如何调试自然灾难之后心理呢？

接受情绪，合理宣泄

想要治愈内心的伤痛，我们首先要接受自己的负面情绪，并进行合理宣泄。如果一味地压抑自己，骗自己"一切都好"，那么事情反而会变得更糟。

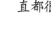

热情、善良的高宏常参与灾后重建工作，并向灾区群众提供心理援助。在所有的需要援助的灾区群众中，高宏对一个叫老马的中年男子印象最深刻。

老马是一个沉默、内敛的人，有两个女儿。地震时，老马的大女儿受了重伤，新建的房子也成为废墟。但老马非常坚强，积极参与灾后重建工作，总是对妻子和女儿说："一切都会过去的！"

然而，老马的妻子却发现了不对劲。她悄悄找到高宏，对他说："最近老马整夜失眠，还以为我不知道。他本来就话不多，最近更加沉默了，还经常叹气。有一次，我看到他偷偷抹眼泪。当我问他发生了什么时，他却什么也不说。你能找机会和他聊一聊吗？"

高宏和老马经常在一起干活，关系本就不错。不久后，高宏找老马喝酒。老马一开始很沉默，但几杯下肚，他打开了话匣子。"我一直都很自责，为什么要让老大回家取东西呢？如果我自己回去拿，受苦的就不是我闺女了。""好不容易建了新房，好不容易让家人过上好日子，一场地震后就全没了。我好难受……"老马说着说着，竟哭了出来。高宏拥抱了这个老实的男人，没有说话。

几天后，老马的妻子找到高宏，说老马比以往精神了不少，这几天都没有失眠，问高宏到底和老马说了什么。高宏回答："我什么也没说，只是让他痛痛快快地哭了一场。"

与其将内心的脆弱掩盖起来，不如正视它，将自己的恐惧、悲伤、焦虑、愤怒通过合理的方式宣泄出来。因为这些负面情绪就像淤积的泥沙，放任不管只会给我们的身心带来伤害，唯有疏通才能解决问题。我们可以向自己信任的人倾诉；可以像案例中的老马一样痛痛快快地哭一场；可以对着无人的、空旷的地方大喊；可以将痛苦都写在气球上，然后踩爆它。或许宣泄的过程很痛苦，但宣泄之后我们感觉到久违的平静。

接受他人的帮助

有些人在遭遇自然灾害后，将自己封闭起来，长期闭门不出，减少和他人交流的频率，并固执地认为这样才能保护自己。没有人是一座孤岛，这种行为看似在保护自己，实际上是在逃避，是将自己禁锢在一个套子里。

一个人的力量有限，当无法承受痛苦时，我们就需要他人的支持，如亲人的拥抱、朋友的陪伴、政府的关怀。走出自己建造的牢笼，让自己去面对现实，接受现实，感受他人对我们的善意，接受他人的帮助。走出自己的小天地，走入人群中，也许我们能够重新获得力量感。

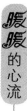

改变错误的认知

有些人之所以无法走出灾难的阴影，是因为将"错误"归因于自己。比如，在案例中，老马认为大女儿之所以受伤，是因为自己让大女儿回家取东西。这种错误的认知让老马产生了后悔、不安等负面情绪。

很多时候，发生了何事并不重要，我们如何看待这件事情才重要。我们可以试着和信任的朋友好好聊一聊，听一听他们对这件事情的看法。如果老马能早点将心中痛苦告诉高宏，便能明白：天灾并非常人能预料和控制的，女儿受伤并不是他的错。这样一来，老马的负罪感就能减轻。客观地分析自然灾害所带来的一系列影响，用正确的认知代替错误的认知，认识、接纳自己的状态，心结就会慢慢解开。

疫病传播期的心理调整

之前我们看灾难大片时，总觉得里面所演的一切都是假的，现实生活中不会发生。然而，如今它却真真切切发生在我们的身边，2020年春节前后，一场疫病席卷了全世界。面对不断更新的疫情信息，有些人也陷入了焦虑紧张的状态中，调适这种不良心理也就尤为重要了。

人类对危险非常敏感，更是一种天生的本能感应。在漫长的历史发展进程中，人类对潜在危险的敏锐性不断增强。美国心理学家鲍迈斯特曾说："坏比好要强大得多"，人们对损失的负面情绪体验要强于同等大小的收益所带来的正面情绪体验。由此决定了，潜在危险信号要比普通信号更能吸引我们的注意力。

2020年初，有关新型冠状肺炎病毒疫情的信息在互联网上爆炸式蔓延，这类信息引起人们强烈的关注欲望。有些人越频繁地翻看信息，情绪就越紧张；越紧张，翻看的欲望就越强烈，陷入恶性循环中。长时间过度沉浸在与疫情相关的负面信息中，人很容易进入应激状态，焦虑情绪也会随之不断增加。与此同时，人自身的认知功能也会降低，对有效信息的辨识力也会随之下降。

在一次采访中，一位"00后"表示，这是自己人生中第一次所遇到的如此严重的疫情，自从疫情发生之后，自己整天胡思乱想，不知

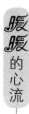

道该如何是好。

一位上班族向心理热线求助，他说自己看到网上的疫情信息，虽然做好防护措施，但心里仍然害怕。她怕家人被传染，怕自己生病，担心吃完家中的食物必须要出门该怎么办？他因为害怕出门被传染，所以不敢出门运动锻炼，甚至整夜都睡不着，总感觉已经被传染。即便他没有出现发烧、咳嗽等症状，也每天给自己量体温。虽然体温并不高，但觉得自己已经生病了。整个人都处于焦虑中。

人们之所以在疫情期间害怕、担忧，是因为现如今互联网高速发展，人们随时可以通过各种电子产品获知防疫与医疗信息，其中不乏一些使人焦虑的文章。满载负面信息的文章很容易导致"灾难性思维"，这种灾难性思维会让人产生过度焦虑感，让人们对现状失去理智的判断。灾难化思维内容包括"如果……怎么办"等。比如，"如果疫情无法控制该怎么办？""如果自己不小心染上病毒怎么办？""如果身边有人被传染该怎么办？"如果整天过度忧思，很容易使自己精神奔溃，那么，该如何调适疫病期间的心理呢？

全面了解，正确面对

面对突然爆发的疫情，我们首先要正确了解疫病相关的科学知识，不信讹、不传讹。了解相关知识之后，做出科学应对，如出门佩戴口罩，回家后清洁双手等。我们要重视它，更要藐视它，做到知己知彼才能战胜疫情，才能克服焦虑心理。

正确解读正面、权威的信息

虽然了解、关注权威机构发布的信息内容很重要，但我们也应该正确解读此类信息。比如，之前很多人听说双黄连口服液有治疗疫病的作用，便四处抢购，导致一药难求。虽然双黄连口服液的信息是由专家发布的，但我们也应该对信息内容进行正确、全面的分析，保持克制、冷静。虽然双黄连口服液对新冠肺炎病毒有一定的抑制作用，但还没有进行足够的临床研究，而双黄连口服液也并非人人都适合服用。所以，我们不仅要关注信息发布的来源，还要对发布的内容进行甄别，如此一来才能缓解我们内心的恐慌和不安，避免盲目行动。

慎重发表和转发信息

每个人都可以成为信息源，我们所发出的信息都会对他人产生影响。人和人的距离是非常近的，美国社会心理学家米尔格伦所提出的六度分离理论表明："你和任何一个陌生人之间所间隔的人不会超过五个，也就是说最多通过五个人你就能认识任何一个陌生人。"由此可见，我们所说的话会越传越广，影响范围会越来越大。

学着处理负面情绪

在疫情期间，我们要学会处理负面情绪，不管自己身上出现何种情绪，都不妨试着去接受它，不要一味压制。经常和家人朋友沟通，能说出自己内心的想法，适当时候寻求他们的支持与帮助，增强自己面对疫情的勇气也很重要。这样一来，自己就不会感到孤独无援。此外，我们可以寻求社会力量的支持，如拨打心理热线咨询。借助集体的力量增强抗压能力，学会积极面对困境。

总而言之，做好自我心里调适，保持理性平和、健康向上的心态是疫情防控的重要内容，也是自我调适的重要方向。

疫情之后的心理调适

2020 年初，一场突如其来的疫病席卷全球，给人类带来了沉重的打击。到 2020 年下半年，大部分地区的疫情得到了控制，人们的生活也重新走上正轨，但疫情的阴云却一直笼罩在人们头上。有些人焦虑不安，甚至影响了正常的生活。那么，疫情之后，我们如何进行心理调适呢？

在新型冠状病毒肺炎疫情期间，人们的生理和心理都在接受考验。为了保护自己和他人，很多人选择待在家中学习、办公，即便偶尔出门，也都做好了防护措施。在此期间，每个人都是战士，都在用自己的方式和疫病战斗。

2020 年下半年，虽然疫病并没有完全消失，但人们的生活已经基本恢复了平静，工厂复工、学校开课、娱乐场所开业，似乎一切都回到了原来的轨道上。然而，就像雷声过后的余音一样，这场疫情在人们心中留下了一个印记，使人常常感到惶恐，甚至无法进行正常的生活。

一位母亲在网络上发布了一个帖子，很快就收到了一大批回复。回帖者大多是母亲，回复的内容中大多有这样一句："我们家的孩子也这样！"

原来，这是一个求助帖。这位母亲有一个 11 岁的儿子，马上就要升入六年级。疫情期间，孩子在家里上网课，却总是心不在焉，写作业的态度也很敷衍。谈到疫情，孩子的态度很悲观，甚至认为自己今年都无法回学校上学。前几天，学校发布了复课的通知，谁知孩子不仅不兴奋，反而说"上学有什么意思""不太想去上学"。这位母亲严格地训斥过孩子，可孩子依旧我行我素。母亲焦急万分，只能上网求助。

"我也天天盯着孩子，整天着急上火，但孩子好像更加讨厌上学了。""我的孩子天天闷在房间里，什么都不愿意做，只会发呆，我担心他复课之后学习一落千丈。"回帖者纷纷倾诉自家的烦恼，求助帖变成了抱怨贴。虽然回帖的人有很多，但没有人能提供一个实用的办法。

疫情过后，看似一切都走上了正轨，但很多人却表示自己无法走出来。有些人是因为被疫病夺走了家人、朋友，心中的伤痛难以在短时间内痊愈；有些人是因为曾经在不熟悉的环境中被封闭隔离，如今心中偶尔还会出现惶恐和不安全感；有些人是因为生活的节奏被疫情打乱，如失业、停课，一时间难以走入正常生活。那么，我们应该如何进行心理调适，重新将精力投入日常生活中呢？

接受自己的情绪，不要操之过急

每个人都有自我防御的本能。当我们遇到一件坏事的时候，会下意识地远离或希望这件事早点淡出自己的生活。因此，在疫情期间，人们格外想念原来那些普通又充满生机的日子；疫情渐渐平息时，人们迫不及待地让自己回归正轨，却忽视了抚慰自己受伤的心。

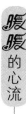

比如，前文案例中的母亲希望孩子能够回到认真学习的状态中，却没有给孩子适应和改变的时间。她的焦虑传给了孩子，孩子因此更加抗拒上学。实际上，这位母亲对孩子的期盼，背后隐藏着她自己"让一切都回到正轨"的愿望。

想要回到正常的生活中，我们就不要忽视自己的负面情绪，而应该接纳它，看到隐藏在情绪背后的脆弱、不安的自己。我们可以通过与信仟的人聊天、写日记、运动等方式疏解心中的压力，告诉自己：在疫情中产生负面情绪是很正常的；多给自己一点时间，让自己慢慢改掉不良的生活习惯。

比如，案例中的母亲可以耐心地和孩子沟通，询问孩子不想去上学的原因。如果孩子告之原因，母亲需要予以引导；如果孩子不愿意说，母亲也不要追问，而应该尊重孩子的意愿。陪伴孩子，给予孩子支持和鼓励，让孩子在轻松、愉悦的家庭氛围中慢慢改变，比强迫孩子改变更有效。

学会和往日告别

对于那些因疫病而失去亲人、朋友的人来说，让一切回到正轨是那么的困难，因为故人的音容笑貌常常出现在他们眼前，让他们的心隐隐作痛。虽然很痛苦，但我们需要学会告别，带着逝者的祝福往前走。

我们可以举行一个小型的告别仪式，在仪式上诉说对逝者的怀念和不舍，将自己的悲伤全都发泄出来。我们还可以寻求外界的帮助，如像朋友倾诉烦恼和痛苦，拨打心理援助热线等。如果一直无法从痛苦中走出来，可以去看心理医生，在专业人士的帮助下治愈伤痛。

重新找到安全感和力量感

有些人说，这场疫情让人发现人类之渺小、脆弱，尤其是那些与死神擦肩而过、被长时间隔离的人。如何走出疫情的阴云？我们可以给自己制定一个短期目标，并列出每日计划，这样既能让自己看到新的希望，又能让自己找回对生活的控制感。我们还可以多和朋友交流、沟通，做些自己感兴趣的事情，转移注意力，重新获得安全感。

此外，我们还可以做些有意义的事情，如去帮助小动物的组织当义工、当志愿者协助居委会完成疫情后期的各项工作等。这样能让我们重新获得力量感，发现人类虽然渺小，但力量不容小觑。

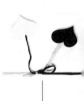

第八章　别让心理障碍困住自己

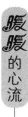

突发公共社会事件后的心理调适

经历过一场突然发生、造成重大人员伤亡的公共事件后，我们的内心很容易出现惶恐、不安、沮丧等负面情绪，严重者还会出现逃避、抑郁等问题，做出冲动性行为，给自己和他人带来伤害。那么，在经历过突发公共社会事件后，我们应该如何进行心理调适呢？

2011 年 3 月，日本东北部太平洋海域发生强震，导致福岛第一核电站发生核泄漏事件。新闻传至国内，中国百姓除了为日本灾情担忧，还做了一件奇怪的事情：抢购碘盐。

人们带着巨大的塑料袋，冲进超市中，直奔食盐的柜台。十包、二十包、五十包，很多人虽然一副家庭妇女的打扮，但俨然一副批发超市老板的派头。从清晨到傍晚，这种奇怪的情景一直在上演。超市即将关门时，还有人不断涌入。

那时，碘盐成为超市最紧俏的商品。有记者采访某大型超市的管理人员，对方说："平日碘盐的销售量只有 200～300 包，这几日却有 3000 包。"盐业部门很快就感受到了群众对碘盐的热情，因此不得不通知碘盐生产企业：24 小时连续生产以保证碘盐的库存。即便如此，多地还是出现了碘盐断货的情况。买不到碘盐，怎么办才好呢？人们又开始抢购酱油，就连海带、海鲜、海藻等产品都没逃离"毒手"。

日本的核泄漏事件和碘盐有什么关系？原来，是有人在网上传播"日本的核泄漏会威胁中国东部沿海的盐场，而碘盐可以防辐射"的消息。这个消息自然是假的，但对缺乏一定常识又处于恐慌情绪中的民众来说：宁可信其有不可信其无。

这就是突发公共社会事件对人们带来的影响。所谓突发公共事件，是指突然发生并持续一段时间，造成重大人员伤亡、财产损失、生态环境破坏，对社会产生严重不良影响的公共性事件，如日本福岛地震。

突发公共事件有三方面的特点：一是突发性和不确定性。事件突然发生，让人来不及制定应对之策。发生之后，人们又无法快速地、准确地预估态势；二是公共性事件，且影响的范围极大。某些重大的突发公共社会事件，会对国际带来严重的影响，如2020年新冠肺炎疫情；三是引起社会的广泛关注。随着事件的信息在媒体广泛传播，普通民众会更加深切地感知到该事件的危害，进而产生虚拟风险体验。

了解突发公共事件的三个特点后，我们便能明白为什么有些人要在福岛核电站泄漏之后抢购碘盐。突然发生的、具有巨大破坏性的事件打乱了人们正常的生活秩序，人们容易产生恐慌、紧张、愤怒等不良情绪，甚至会通过某些不理智的行为来发泄内心的负面能量。

突发公共事件会给人们带来这三方面的影响：第一，让人们产生错误的认知。网络上的信息繁杂，有些信息充满负面能量又缺乏事实根据，但却能引起人们的注意，并对人们产生影响。这是因为人们在关注公共社会事件的过程中，对负面的信息更加敏感，也更倾向于相信这些信息的真实性。比如，在抢购碘盐的风波中，大多数人都是人云亦云，盲目相信网上的信息，做出了错误的判断。

第二，让人们产生负面的情绪。有研究显示，信息的负面能量越强，人们的情绪体验就越强烈。长期浏览有关公共社会事件的负面消息，容易产生悲观、焦虑、恐惧等不良情绪；第三，让人们产生巨大的心理压力。

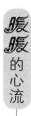

因为突发事件的破坏性极大，又有很强的不确定性，所以人们容易对该事件做出负面评价，甚至开始担忧自己的命运。有些人甚至会出现注意力涣散、抑郁等问题。

突发公共社会事件会给人们带来极大的影响，严重者会给自身、他人、社会带来伤害。对自己进行心理调适，让自己尽快平静下来显得尤为重要。那么，我们该怎么做呢？

寻求他人的支持

能大声地说"我害怕""我痛苦"，并积极感受外界善意的人和事，往往能够快速地从不安和恐惧中走出来。因为他们敢于面对真实的自己，勇于接纳自己的负面情绪，能够给自己找到一个正确的宣泄渠道。

勇者会承认自己的脆弱。在遭遇突发公共社会事件后，勇敢的人会将自己的迷茫和惶恐说给亲密的朋友听，即便对方没有给出理想的答案，他们的精神也能放松下来；他们会和亲人保持联系，关心亲人，同时用心地感受对方给予自己的爱和支持；他们会向社会上的善心人求助，如拨打公益的心理援助热线，将自己的烦恼说给专业人士听，并在对方的帮助下走出阴云。

不信谣，不传谣

有调查显示，在接收同一个坏消息的时候，有些人的情绪不会发生太大的变化，而有些人却出现了负面情绪。而这其中的区别，就是对消息的处理方式——前者准备查阅资料或收集更多信息后再下结论，后者毫不怀疑信息的真实性。

那些只关注权威媒体发布的消息、习惯独立思考的人，很难陷入"抢购食盐"的风波，因为他们对事件有属于自己的看法，不会盲目从众。即便网上的信息铺天盖地，他们也会避免让自己接收大量的负面消息。

继续按照计划生活

突发公共社会事件之所以让人产生负面情绪，很大程度上是因为该事件打断了人们正常的生活秩序，让人们陷入了盲目无序的状态中。有研究显示，有规律的生活能够帮助人们维持内心的稳定，让人们找到对生活的控制感。

因此，经历突发公共社会事件之后，我们更要让自己的生活恢复秩序。比如，我们可以给自己制定一个计划表，表上列出我们第二天要做的事情，并严格按照表格计划行事。此外，按时起床、睡觉，准时吃饭，也帮助我们保持稳定。

第八章　别让心理障碍困住自己

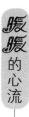

看到职业背后的创伤

长期从事某一种职业，我们的气质、思考问题的方式等都会带有这种职业的气息。但你知道吗？职业也会给我们带来心理创伤，让我们产生焦虑、情绪低落等问题。这是为什么呢？我们又该如何治疗职业心理创伤呢？

在工作的过程中，人们既可能获得满足感和成就感，也可能被伤害，甚至出现心理障碍。比如，一个战地记者，既可以用手中的笔告诉世界真相，推动社会的发展、时代的前进，也可能因刺耳的枪声、哭泣的孩子、满身是血的尸体、舆论的指责等而产生心理创伤，从而出现失眠、做噩梦、逃避、麻木等问题，甚至丧失工作能力，走上绝路。然而，现实中人们常常只看到这位记者的勇敢、机智，而很少关心他的心理问题。

老张是一个老警察。从警三十年，破案无数，是警校的传奇。然而，最近一段时间，大家都觉得老张有点奇怪。

老张本是个风趣幽默的人，喜欢和下属聊天，但最近却变得格外沉默，一副心事重重的样子。开会的时候，他经常走神，看上去特别疲惫。同事邀请他去喝酒，他也一反常态地说："我家里有事。"老张家里并没有重要的事情，妻子最近最常对他说的一句话就是："你怎么回来的这么早？不如多和朋友们聚一下！"

有一天，老张的妻子给老张的搭档打电话："前一段时间是不是发生了什么事情？虽然老张不说，但我能感觉到他的不对劲。他最近经常失眠，记忆力也下降了很多。看电视的时候也是一副精神恍惚的样子。"老张的搭档犹豫片刻，说出了实情。原来，前一段时间老张和同事一起追踪一桩绑架案，被绑的是两个小女孩。虽然老张和同事成功地将绑匪抓捕归案，但小女孩却早就遭到了绑匪的毒手。

"那两个小女孩的死状很惨，老张既是第一个发现尸体的人，又是这桩案件的主办人，心里肯定不好受。"老张的搭档说，"我当时劝他休息一段时间，他却说自己是老刑警了，什么都见过，不会受到影响。"

不久后，在家人和同事的劝告下，老张接受了心理辅导。心理咨询师告诉老张的妻子，老张出现了心理创伤，一直处于抑郁的状态中，才会出现认知力下降、失眠、兴趣减少等症状。不过，如果老张能定期接受心理辅导，心理的压力就会慢慢缓解。

在普通人的眼中，警察是勇敢的、坚强的、智慧的，永远站在太阳下，守护着群众和国家。他们就像一棵树、一座房子，给人一种安全感。人们没有意识到，警察在工作中面对的都是心术不正的人，听到大部分都是坏消息，有些警察还需要面对穷凶极恶的歹徒、尸体、痛苦的受害者家人。警察似乎和"心理创伤"一词无关，但他们又是最容易受伤的一类人。

在生活中，还有很多看似稳定，实则容易受伤的职业。比如，被誉为"白衣天使"的医护人员，总是将责任扛在肩上，每天都在想如何治疗病人、如何让病人家属安心，却独独忘记关心精神高度紧张的自己；支援

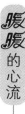
地震灾区的官兵们，最大的愿望就是多解救一名伤者，给灾区百姓带去好消息。他们没有发现，当好不容易挖开砖块，却发现被困的百姓已经死去时，自己心中有多么沮丧、难过。

除了这些特殊职业，我们每个人在工作的过程中都会感受到或多或少的压力，有些人因此产生心理创伤。如果对心理创伤置之不管，那我们会出现失眠、疲倦、悲观等症状，甚至引发抑郁、躁狂等心理问题。因此，学会调整自己的心理，让自己重新找到幸福感和满足感非常重要。那么，我们可以做些什么呢？

保持稳定而有规津的生活

遭遇心理创伤后，人们会有一种生活失衡的感觉，不仅仅是情绪上常常出现波动，生活规律也被打断。总之，一切都失去了控制。因为心理障碍会通过行为表现出来，一个焦虑的人自然很难沉下心来工作，一个抑郁的人也很少会开发自己的兴趣爱好。

很多出现心理创伤的人都无法好好照顾自己，他们任由自己的生活像失去控制的汽车一样横冲直撞，有些人甚至去酒精、毒品中寻找安慰。如何改变这种混乱的情况？就是试着让自己的生活回到正轨。保持稳定而有规律的生活，如正常作息，均衡饮食，做简单的运动，给自己的生活和工作制定一个计划。如果无法在短时间内抚慰自己那颗受伤的心，那至少要善待自己的身体。

增加自己的安全感

人本主义心理学家马斯洛认为，安全的需要是人类最基本的需要，每个人希望自己在一个稳定、安全、受到保护的环境中，能够远离潜在的危险。而很多人之所以出现职业心理创伤，是因为长期处于焦虑、紧张的状态中，环境给他们带来了巨大的压力。比如，战地记者一直待在枪炮声震耳欲聋的战区，不知道下一场袭击何时开始，也不知道遇到危险应该往哪里逃，因而陷入一种迷茫、无助的状态中。

因此，受到创伤的人可以回到或者创造出一个让自己感到安全的环境中，比如回到亲人身边，简单地收拾一下家，和信任的朋友待在一起。他们也可以自己建造一个独属于自己的心灵空间——安全岛。

创造安全岛的方法很简单：首先，请在一个安静的地方躺下或坐下，轻轻地闭上眼睛，平缓地呼气、吸气，感受自己的呼吸；等内心完全平静下来后，请试着在内心世界里找一个让你感到安全和舒适的地方，这个地方可能是草原、沙滩、森林、岛屿……当你找到这个地方，可以试着走近看看，如看看沙滩上银白色的沙砾、森林中嫩绿的苔藓等；接着，你可以进入这个地方，看一看自己是否感到安全、放松；接下来，请想一个进入安全岛的密码；最后，慢慢地睁开眼睛。

在焦虑、恐惧、沮丧的时候，不要忘记自己创造的安全岛。因为心灵的安全岛是独属于你的，只要你愿意，就能够来此放松。

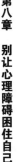